Dementieschaal voor mensen met een verstandelijke handicap DSVH

Dementieschaal voor mensen met een verstandelijke handicap DSVH

Handleiding

Marian A. Maaskant
Joop Hoekman

Bohn
Stafleu
van Loghum

Springer Media

Houten 2011

ISBN 978 90 313 8635 2
NUR 766

Eerste druk, 2009
Tweede, herziene druk 2011

Ontwerp omslag: Nanja Toebak, 's-Hertogenbosch
Ontwerp binnenwerk: Studio Bassa, Culemborg
Automatische opmaak: Crest Premedia Solutions (P) Ltd, Pune, India

Bohn Stafleu van Loghum
Het Spoor 2
Postbus 246
3990 GA Houten

www.bsl.nl

Inhoud

1 DSVH: Dementieschaal voor mensen met een verstandelijke handicap

1.1 Doel

De DSVH is een gedragsbeoordelingsschaal die dient als hulpmiddel bij de diagnostiek van dementie bij volwassen mensen met een verstandelijke handicap. Het gebruik van de schaal kan drie doelen dienen:
- Een classificatie geven als 'dement' of 'niet dement'.
- Kwalitatieve aanwijzingen genereren of de symptomen passen bij het eerste, dan wel tweede, derde of vierde stadium van dementie. Zo kan de schaal helpen bij het in kaart brengen c.q. monitoren van de snelheid van de achteruitgang of het herstel van de vaardigheden.
- Bijdragen aan besluitvorming over andere oorzaken of verklaringen voor waargenomen achteruitgang in functioneren (bijvoorbeeld: zintuiglijke handicaps, medicijnvergiftiging, afwijkingen van de schildklierfuncties, depressie). De DSVH bevat voor dat doel de 'differentiaaldiagnosevragen' (DDV), die inzicht verschaffen in welk aanvullend onderzoek en welke behandeling eventueel nodig zijn en op welke gebieden andere professionals ingeschakeld moeten worden (bijvoorbeeld: audiometrie, visueel functieonderzoek, onderzoek naar schildklierfuncties en bloedwaarden).

1.2 Doelgroep

De DSVH is geschikt als hulpmiddel voor het diagnosticeren van dementie bij mensen met een verstandelijke handicap, ongeacht het niveau van de verstandelijke handicap en ongeacht de oorzaak ervan. De DSVH wordt bij voorkeur afgenomen op het moment dat er nog geen sprake is van functionele achteruitgang, maar wanneer er zich, gezien de leeftijd van de persoon, dementie zou kunnen gaan ontwikkelen. Deze meting kan dienen als basismeting. Een dergelijke basismeting wordt, conform landelijke richtlijnen (Meeusen & Geus, 2005), geadviseerd voor:

- mensen met een lichte of matige verstandelijke handicap die vijftig jaar of ouder zijn;
- mensen met een (zeer) ernstige verstandelijke handicap die veertig jaar of ouder zijn;
- mensen met het syndroom van Down die veertig jaar of ouder zijn.

Een eerste afname van de DSVH is echter ook zinvol wanneer zich al eerder veranderingen in functioneren voordoen.

1.3 Inhoud van de DSVH

De DSVH telt zestig vragen die betrekking hebben op het gedrag van de betrokken persoon. Indien een bepaald aantal items als 'aanwezig' wordt gescoord, leidt dat tot classificatie als 'dement' (zie par. 4.8 Scorecriteria). Bovendien bevat de DSVH differentiaaldiagnosevragen (DDV) die kunnen helpen om achteruitgang in functioneren door andere oorzaken dan dementie te detecteren.

1.4 Afname van de DSVH

De DSVH wordt door clinici (pedagogen, psychologen) – bij voorkeur met diagnostische bevoegdheid – ingevuld op basis van een gestructureerd interview met het liefst twee informanten die de betrokken persoon goed kennen. Bij voorkeur is ook de cliënt bij het interview aanwezig.

1.5 Psychometrische gegevens

De DSVH maakt gebruik van de testitems en de differentiaaldiagnosevragen van de Dementia Scale for Down Syndrome (DSDS, 1995) van dr. A. C. Gedye. De items en de differentiaaldiagnosevragen werden met toestemming van de Canadese auteur overgenomen. Daarbij zijn de volgorde en formulering van enkele items gewijzigd.
Daarna is uitvoerig onderzoek naar aspecten van validiteit en betrouwbaarheid verricht. Hiervoor werden gegevens verzameld van ruim 400 personen. Van hen was zowel een DSVH-score beschikbaar als een klinisch expertoordeel met betrekking tot het wel of niet dement zijn. De begeleidende arts en pedagoog/psycholoog gaven daarvoor gezamenlijk aan of er, op grond van ICD-10- en/of DSM-IV-TR-criteria, volgens hen sprake was van dementie.

De norm van de DSDS werd voor de DSVH aangepast. De norm is sterk vereenvoudigd en leidt tot een betere overeenstemming met de expertoordelen. De validiteit, uitgedrukt in de overeenstemming tussen het DSVH-oordeel en de expertoordelen, is zeer goed.
We onderzochten ook de interbeoordelaarsbetrouwbaarheid tussen twee informanten in een kleinschalig onderzoek (n=30). Deze bleek eveneens goed.
Voor nadere informatie over deze onderzoeken verwijzen we naar hoofdstuk 3. Samenvattend concluderen we dat de betrouwbaarheid en validiteit van de DSVH goed zijn.

1.6 Opbouw handleiding

In het theoretische deel van de handleiding lichten we toe wat een verstandelijke handicap is en gaan we in op veroudering bij mensen met een verstandelijke handicap. We bespreken dan het begrip dementie in de algemene bevolking, gevolgd door een bespreking van dementie bij mensen met een verstandelijke handicap. Daarna gaan we in op de ontwikkeling, inhoud en meetpretenties van de DSVH. Vervolgens bespreken we de psychometrische eigenschappen van de DSVH. Ten slotte wordt de inhoud van de DSVH in detail toegelicht. Daarbij komen ook de afname en scoreprocedure aan bod. In de literatuurlijst worden de gebruikte en de aanbevolen literatuur vermeld.

Casus

Meneer Van Leiden, een man met een matige verstandelijke handicap, woonde sinds zijn tiende jaar in een woonvoorziening. Hij had jarenlang gewerkt bij de afdeling Groenvoorziening van de instelling waar hij woonde. Hij was meestal vriendelijk en behulpzaam, maar wel wat afstandelijk en niet zo spraakzaam, behalve als het over bomen en planten ging. Het liefst ging hij zijn eigen gang en zocht hij contact als hij daar behoefte aan had. Hij was redelijk zelfredzaam, maar moest af en toe worden gestimuleerd om zichzelf te verzorgen.
Rond zijn zestigste werd hij wat vergeetachtig, maar was hij nog steeds spraakzaam over bomen en planten.
Rond zijn 64e raakte hij steeds vaker zijn favoriete bomenboek kwijt, werd boos als hij geattendeerd werd op vlekken op zijn overhemd, en vergat soms zijn schoenen aan te trekken als hij op stap ging. Zowel zijn broer als zijn zorgcoördinator probeerden meneer Van Leiden te helpen op de slechte dagen, maar daar rea-

geerde hij geprikkeld op. Sluipenderwijs ging daarna ook zijn oriëntatievermogen achteruit en vergat hij zelfs namen van bomen. Hij was vaak bang en kon niet meer genieten van de natuur. Meneer Van Leiden werd getest op zintuiglijke beperkingen, maar die waren niet aanwezig. Ook bleek dat er geen afwijkingen waren in zijn bloedspiegel. Er werden evenmin andere lichamelijke oorzaken gevonden voor de achteruitgang in zijn functioneren. Het vermoeden was dat meneer Van Leiden aan het dementeren was. De agoog en de arts van de instelling werden hiervoor geconsulteerd; zij bevestigden het vermoeden. De DSVH werd afgenomen, en het bleek dat de score van meneer Van Leiden aanleiding gaf de diagnose dementie te stellen. De begeleiding van meneer Van Leiden werd aangepast, waardoor hij minder bang was en, op goede dagen, weer kon genieten van de natuur. De jaren erna ging het dementeringsproces verder. Uiteindelijk werd meneer Van Leiden bedlegerig en totaal afhankelijk van zorg. Hij overleed op 69-jarige leeftijd.

2 Theoretisch deel

2.1 Verstandelijke handicap

Ongeveer 7 van de 1000 Nederlanders hebben een verstandelijke handicap (Maas e.a., 1988; Wullink e.a., 2007). Er zijn veel definities van de term 'verstandelijke handicap' die op elkaar lijken, maar net een wat ander accent leggen of een andere invalshoek hebben. De recentste definitie van verstandelijke handicap volgens de AAIDD (*American Association on Intellectual and Developmental Disabilities*) luidt als volgt:

> *Een verstandelijke handicap verwijst naar functioneringsproblemen die gekenmerkt worden door significante beperkingen in zowel het intellectuele functioneren als in het adaptieve gedrag zoals dat tot uitdrukking komt in conceptuele, sociale en praktische vaardigheden. De functioneringsproblemen ontstaan voor de leeftijd van 18 jaar (vertaling: Buntinx, 2003).*

Bij de indeling in niveaus van verstandelijke handicap wordt gesproken van lichte, matige, ernstige en zeer ernstige verstandelijke handicap. De verschillen tussen de diverse niveaus van verstandelijke handicap betreffen voornamelijk het IQ en de ontwikkelingsleeftijd (zie tabel 1).

Tabel 1 Indelingen in niveau van verstandelijke handicap, IQ en ontwikkelingsleeftijd.

Niveau van verstandelijke handicap	IQ	Ontwikkelingsleeftijd
Zeer ernstig	tot 20-25	0 tot ±2 jaar
Ernstig	20-25 tot 35-40	±2 tot 4 à 5 jaar
Matig	35-40 tot 50-55	4 à 5 tot 7 à 8 jaar
Licht	50-55 tot 70	7 à 8 tot ±12 jaar

2.2 Veroudering van mensen met een verstandelijke handicap

Evenals in de algemene bevolking neemt ook bij mensen met een verstandelijke handicap het aantal ouderen toe. Dit komt omdat door betere medische en verpleegkundige zorg en door betere leefomstandigheden, waaronder voeding en hygiëne, de levensverwachting van mensen met een verstandelijke handicap is toegenomen (Patja e.a., 2000; Maaskant e.a., 2002). Door vergrijzing zal het aandeel 50-plussers met een verstandelijke handicap stijgen van 16.000 (15%) in 2002 tot 26.000 (25%) in 2020 (Woittiez e.a., 2005a, 2005b; zie ook De Klerk, 2001). Het aantal oudere (50-plus) cliënten van algemene woonvoorzieningen stijgt van 24% (1996) naar 39% (2011). Het aandeel 65-plussers neemt in diezelfde periode toe van 8% naar 11% (Bernard e.a., 2001).
Ouderdom komt met gebreken, ook bij mensen met een verstandelijke handicap. Het gaat daarbij om aandoeningen als hoorstoornissen, visusstoornissen, hart- en vaataandoeningen, aandoeningen aan het bewegingsapparaat, maag- en darmaandoeningen en urologische aandoeningen. Ook dementie is een bekende ouderdomsaandoening. In de volgende paragrafen gaan we in op dementie bij mensen met een verstandelijke handicap. Voor nadere informatie over veroudering en ouderdomsaandoeningen bij mensen met een verstandelijke handicap wordt verwezen naar: Aerts-Neggers e.a., 2003; Burt e.a., 2005; Deb e.a., 2001a, 2001b; Evenhuis e.a., 2001; Fisher en Kettl, 2005; Haveman, 2004; Haveman e.a., 2009; Hogg e.a., 2001; Krinsky-McHale e.a., 2003; Maaskant, 1993; Maaskant e.a., 1995; Maaskant en Hoekman, 2007; Roeden e.a., 1995; Roeden en Zitman, 1995; Sjoukes, 2008; Van Schrojenstein Lantman-de Valk, 1998; Van den Akker e.a., 2006; Van Splunder, 2003; Vonken e.a., 2006; Walsh e.a., 2001 en WHO, 2001.

2.3 Dementie

2.3.1 DEFINITIE

In de ICD-10 (1999) wordt dementie als volgt gedefinieerd:

> *Dementie (F00-F03) is een syndroom ten gevolge van ziekte van de hersenen, gewoonlijk van chronische of progressieve aard, waarin een achteruitgang optreedt van tal van hogere corticale functies, waaronder geheugen, denken, oriëntatie, begrip, rekenvaardigheid, leervermogen, taal en oordeel. Het bewustzijn is niet gedaald. De stoornissen van de cognitieve functie gaan gewoonlijk*

vergezeld van en worden nu en dan voorafgegaan door achteruitgang van de zelfbeheersing, sociaal gedrag of motivatie. Dit syndroom komt voor bij de ziekte van Alzheimer, bij cerebrovasculair lijden en bij andere aandoeningen die primair dan wel secundair de hersenen aantasten.

Zie ook Aylward, Burt, Thorpe, Lai en Dalton (1997) en Strydom e.a. (2009).

2.3.2 PREVALENTIE VAN DEMENTIE IN DE ALGEMENE BEVOLKING

In de algemene Nederlandse bevolking lijdt 6% van alle mensen ouder dan 60 jaar aan dementie (Psychowijzer, 2008). Van alle mensen ouder dan 80 jaar lijdt 30% aan dementie.
De ziekte van Alzheimer is de meest voorkomende oorzaak van dementie: ongeveer 60-70% van de mensen die aan dementie lijdt, heeft deze ziekte. In 10-20% van de gevallen van dementie gaat het om vasculaire dementie. Lewy Body-dementie is een derde vorm van dementie. Dementie kan ook het gevolg zijn van de ziekte van Pick, hersentrauma's (bijvoorbeeld epilepsie), diabetes of vergiftiging (bijvoorbeeld alcoholvergiftiging) (Psychowijzer, 2008; Nederlandse Vereniging voor Klinische Geriatrie, 2005).

2.3.3 PREVALENTIE VAN DEMENTIE BIJ MENSEN MET EEN VERSTANDELIJKE HANDICAP

Bij mensen met een verstandelijke handicap komt dementie, zoals nu bekend, waarschijnlijk iets vaker voor dan in de algemene bevolking. Bij mensen met het syndroom van Down komt dementie echter vaker en op relatief jongere leeftijd voor. Ongeveer 30% van de 40-plussers met het syndroom van Down lijdt aan de ziekte van Alzheimer (zie onder andere Aylward e.a., 1997; Evenhuis, 1990; Janicki e.a., 1985; Maaskant & Boer, 2002; McCallion & McCarron, 2004; Roeden & Zitman, 1994, 1995; Strydom e.a., 2010; Thorpe e.a., 2001; Torr e.a., 2007; Urlings e.a., 1998; Urv e.a., 2003; Van Schrojenstein Lantman-de Valk, 1998; Visser, 1996; Visser e.a., 1997; Walsh, 2005 en Zigman e.a., 2004). Ook bij een aantal stofwisselingsziekten, onder andere het syndroom van Sanfilippo, komt dementie vaak voor op jonge leeftijd. Het gaat daarbij echter om weinig gevallen, omdat deze aandoeningen veel zeldzamer zijn dan het Downsyndroom. Zie onder andere Moog e.a. (2007) en Skandar e.a. (2005).

2.3.4 STADIA VAN DEMENTIE BIJ MENSEN MET EEN VERSTANDELIJKE HANDICAP

In de literatuur worden diverse indelingen in stadia van dementie gegeven (zie onder andere Feil, 2004; Zuidema e.a., 2007; Bosman e.a., 1993). De scheidingen tussen de stadia van dementie zijn echter niet scherp te trekken. Dementerende mensen kunnen zich bovendien de ene dag in het ene stadium van dementie bevinden en de volgende dag in een ander stadium. Er zijn dan ook geen strikte criteria voor de stadia. Feil (2004) onderscheidt vier fasen van dementie: lichte verwardheid, verwardheid in tijd, repeterende bewegingen en vegeteren.
Ook in de DSVH worden vier stadia van dementie onderscheiden. Met behulp van een kwalitatieve analyse kan de gebruiker aanwijzingen krijgen over het stadium waarin een cliënt zich bevindt. De indeling in stadia, al is deze niet strikt, is nuttig omdat binnen deze stadia gebruik kan worden gemaakt van diverse begeleidingstechnieken (zie volgende paragraaf).

2.3.5 BEGELEIDING VAN DEMENTERENDE MENSEN MET EEN VERSTANDELIJKE HANDICAP

Het is van groot belang dat de ondersteuning van dementerende personen al wordt aangepast in het eerste stadium van dementie. Wanneer dementerende personen niet juist worden begeleid en bijvoorbeeld steeds worden gewezen op falend functioneren kan dat hun kwaliteit van bestaan negatief beïnvloeden. Met de juiste begeleiding is het daarentegen goed mogelijk dat zij van hun leven genieten.
Er zijn diverse methodieken die behulpzaam zijn bij het begeleiden van dementerende ouderen met een verstandelijke handicap. Mogelijke methoden zijn: RealiteitsOriëntatie Training, reminiscentie, 'warme zorg', validation, massage, haptonomie en snoezelen. Voor informatie hierover wordt verwezen naar Bongers, 2002; Maaskant e.a., 2006; Schrijnemaekers, 2002; Urlings, 1998 en Urlings e.a., 1998.

2.4 Dementieschalen voor mensen met een verstandelijke handicap

Er zijn in de loop der jaren diverse hulpmiddelen ontwikkeld voor het diagnosticeren van dementie bij mensen met een verstandelijke handicap.
De bekendste Nederlandse schaal is de DVZ (Dementie Vragenlijst voor verstandelijk gehandicapten; voorheen Dementie Vragenlijst voor Zwakzinnigen) van Evenhuis, Kengen en Eurlings (1991, 1996, 1998). De DVZ is onder de naam DMR ook internationaal gepubliceerd

(Evenhuis, 1992, 1996). Ook de CLD (Checklist met vroege symptomen van Dementie) van Visser (1996) wordt gebruikt. Op beperkte schaal wordt de NETOL, een neuropsychologische testserie voor oudere licht verstandelijk gehandicapten (Verberne, 1998) gebruikt. In eerdere onderzoeken (Maaskant & Hoekman, 1999; Hoekman & Maaskant, 2002; Maaskant & Hoekman, 2000a) stelden we dat de resultaten van de DVZ, CLD en DMTS (Delayed Matching To Sample, een test voor het visueel geheugen; Dalton & McMurray, 1995) onderling weinig overeenkomen en bovendien weinig samenhangen met expertoordelen van clinici (artsen/agogen). We concludeerden daarom dat deze schalen niet bruikbaar zijn als hulpmiddel voor het diagnosticeren van dementie bij mensen met een verstandelijke handicap. De NETOL werd niet in de vergelijkingsonderzoeken betrokken, omdat dit instrument alleen bestemd is voor ouderen met een lichte verstandelijke handicap.

In 1995 ontwikkelde dr. Angela Gedye in Canada een nieuwe schaal: de *Dementia Scale for Down Syndrome* (DSDS). Op basis van kleinschalig Canadees onderzoek leek de DSDS veelbelovend. De vragen van de DSDS zijn daarom met toestemming van de Canadese auteur door ons vertaald in het Nederlands en worden gebruikt in de DSVH (Maaskant & Hoekman, 2000b). Met Nederlandse data is de DSVH vervolgens onderzocht op de psychometrische kwaliteiten. De DSVH bleek valide en betrouwbaar te zijn (zie hoofdstuk 3). Wij introduceren de DSVH dan ook als waardevol hulpmiddel bij de diagnostiek van dementie bij volwassen mensen met een verstandelijke handicap.

2.5 Meetpretenties van de DSVH

De DSVH is een gedragsbeoordelingsschaal en dient als hulpmiddel bij de diagnostiek van dementie bij volwassen mensen met een verstandelijke handicap. De DSVH is geschikt voor alle niveaus van verstandelijke handicap. Scoring leidt tot classificatie als 'dement' of 'niet dement'.

Ook geeft de schaal aanwijzingen voor het maken van een kwalitatieve analyse omtrent de vraag of de symptomen passen bij het eerste, dan wel tweede, derde of vierde stadium van dementie. Zo kan de schaal helpen bij het in kaart brengen of monitoren van de snelheid van de achteruitgang of het herstel van vaardigheden.

De DSVH bevat ook vragen die gericht zijn op aandoeningen die gepaard gaan met symptomen die lijken op die van dementie. Deze differentiaaldiagnosevragen (DDV) geven heldere aanwijzingen over de eventuele aanwezigheid van andere stoornissen en helpen bij het stel-

len van de juiste diagnose. Deze andere aandoeningen zijn, in tegenstelling tot dementie, vaak wel te genezen.
Diagnostiek mag nooit alleen op het resultaat van de DSVH gebaseerd zijn. Altijd moeten ter zake deskundigen de classificatie op basis van de DSVH bevestigen. De indeling in stadia volgens de DSVH is slechts richtinggevend en kan helpen bij het bepalen van een juiste begeleidingsstrategie.

2.6 Kenmerken van de DSVH

Bij het diagnosticeren van dementie bij mensen met een verstandelijke handicap is het van belang dat de altijd al aanwezige en voor de persoon kenmerkende ontwikkelingsachterstand ten gevolge van de verstandelijke handicap wordt onderscheiden van de achteruitgang die zich pas op latere leeftijd ontwikkelt. Alleen deze laatste achteruitgang kan aanleiding zijn tot de classificatie 'dementie'.

De DSVH is gebaseerd op vier belangrijke aspecten ten aanzien van het diagnosticeren van dementie bij mensen met een verstandelijke handicap.

I Het beschikbaar maken van recente en relevante informatie over het gedrag van de cliënt, ook indien deze niet actief kan deelnemen aan een test of testinstructies kan opvolgen
Informatie over het handelen van een persoon wordt in de DSVH verstrekt door één of meer informant(en) die deze persoon goed kent (kennen). De persoon hoeft dus niet zelf actief aan het interview deel te nemen. De aanwezigheid van de persoon bij het DSVH-interview heeft doorgaans echter wel meerwaarde. De interviewer krijgt zo een beter beeld van het functioneren van de persoon en de informanten blijven door zijn aanwezigheid veelal in hun beschrijvingen dichter bij het concrete functioneren.

II Het onderscheiden van karakteristieke, altijd al aanwezige, verschijnselen (bijvoorbeeld handelingen, gedragingen) van verschijnselen die optreden op latere leeftijd
In de DSVH zijn vragen opgenomen die betrekking hebben op achteruitgang in functioneren en gedrag van mensen met een verstandelijke handicap. Veel van deze vragen kunnen echter betrekking hebben op karakteristiek gedrag. Daarmee wordt gedrag bedoeld dat altijd al aanwezig is geweest bij een persoon. Bijvoorbeeld: iemand is altijd al moeilijk verstaanbaar geweest, heeft altijd al stereotiep gedrag ver-

toond of heeft altijd al langzaam en onhandig bewogen. Dit voor de persoon karakteristieke gedrag dient te worden onderscheiden van gedrag dat zich pas op latere leeftijd ontwikkelt.

III Het uitsluiten van aandoeningen met symptomen die lijken op de symptomen van dementie

Er zijn aandoeningen die gepaard kunnen gaan met symptomen die lijken op die van dementie. Het is van belang om onderscheid te maken tussen de aanwezigheid van deze andere aandoeningen en de daadwerkelijke aanwezigheid van dementie. Volwassen mensen met het syndroom van Down lopen bijvoorbeeld extra risico op het ontwikkelen van hypothyreoïdie, depressie, zintuiglijke handicaps, artritis en slaapapneu (zie paragraaf 2.2). Ook bij oudere mensen met een verstandelijke handicap door andere oorzaken komen onder meer zintuiglijke handicaps en mobiliteitsproblemen vaak voor. Ook gebruiken zij dikwijls veel medicatie, waardoor mogelijk medicatievergiftiging kan optreden. De DSVH bevat daarom differentiaaldiagnosevragen (DDV) die betrekking hebben op deze aandoeningen, en helpt daarmee inzicht te verschaffen in de vraag welk aanvullend onderzoek en behandeling er eventueel nodig zijn.

IV Het beschikken over gegevens over het functioneren van een persoon in de loop van de tijd, om verslechtering of verbetering van functioneren te kunnen volgen

Om de achteruitgang (of vooruitgang) van verschijnselen te kunnen zien, is het nodig dat informatie over het al dan niet beheersen van deze verschijnselen periodiek in kaart wordt gebracht. Dit is ook van belang voor inzicht in de snelheid van de veranderingen en voor inzicht in welke vaardigheden er nog aanwezig zijn. Inzicht in de aard en snelheid van veranderingen is essentieel voor de diagnostiek en de begeleiding van de betrokken persoon.
Ook voor de differentiaaldiagnostiek is periodieke informatie over de vaardigheden en gedragingen van een persoon nuttig. Veranderingen in vaardigheden en gedragingen ten gevolge van dementie verlopen veelal geleidelijk en niet abrupt, zoals het geval is bij een CVA. Indien er verbetering van vaardigheden of gedragingen optreedt wijst dat eveneens op andere oorzaken dan dementie. De DSVH is zo opgesteld dat al vanaf het begin van de dementie subtiele veranderingen in een klein aantal verschijnselen vastgesteld kunnen worden.
In de DSVH wordt ook gevraagd naar ingrijpende gebeurtenissen. Zo kunnen eventuele veranderingen worden gerelateerd aan een voor de persoon ingrijpende gebeurtenis, zoals het krijgen van een ernstige

ziekte, het overlijden van een dierbare of het meemaken van een verhuizing. Deze informatie is ook belangrijk voor het ondersteunings- en behandelplan. Om al deze redenen wordt dan ook het halfjaarlijks (bij het vermoeden van achteruitgang) of jaarlijks (bij ouderen waarbij geen achteruitgang wordt vermoed) afnemen van de DSVH aanbevolen.
Hoewel periodieke informatie over de vaardigheden en gedragingen van een persoon wenselijk is, is de DSVH eveneens een goed hulpmiddel bij het diagnosticeren van dementie wanneer er geen eerdere metingen van een persoon beschikbaar zijn.

2.7 Scoremogelijkheden van de DSVH

Er worden in de DSVH vier omschrijvingen gegeven voor de verschijnselen:

I *niet van toepassing (Nvt)*
indien een verschijnsel niet geldt voor betrokkene (het heeft zich nooit voorgedaan en het zal zich ook nooit voor gaan doen), wordt het item gescoord als 'Nvt' (bijvoorbeeld: betrokkene heeft nooit kunnen lezen, tekenen of schrijven).

II *afwezig*
de term 'afwezig' wordt gebruikt om aan te geven dat een verschijnsel niet is opgetreden.

III *karakteristiek*
indien een verschijnsel kenmerkend is voor de volwassen persoon (dus wanneer het zich *altijd* al heeft voorgedaan), wordt dat aangeduid als 'karakteristiek'.

IV *aanwezig*
de term 'aanwezig' wordt gebruikt om aan te geven dat een verschijnsel dat zich vroeger niet heeft voorgedaan, is opgetreden.

Het DSVH-scoreformulier is zo opgezet dat zowel de aard van de verschijnselen als de stabiliteit, de verslechteringen en verbeteringen ervan kunnen worden aangegeven. Zo kan een verschijnsel afwezig zijn bij de ene afname, maar aanwezig zijn bij een volgende.
Sommige vragen hebben betrekking op aanvankelijke achteruitgang van bepaalde verschijnselen, andere op de verdere achteruitgang op datzelfde gebied. Bijvoorbeeld: vraag 4: 'vergeet namen van personen die hij kent (bijvoorbeeld van huisgenoten, collega's), maar kent nog wel de namen van dierbare vrienden of verwanten' en als vervolg daarop vraag 42: 'herkent dierbare vrienden/familie niet meer of is hun namen vergeten'.

De DSVH brengt daarnaast in kaart dat aanvankelijk verlies van vaardigheden later weer hersteld kan zijn.

Casus

Mevrouw Veldkamp (39 jaar) is een drukke, opgewekte vrouw, die dolgraag schildert. Ze heeft het syndroom van Down. Ze verkeert in blakende gezondheid, zij het dat hartdecompensatie (gestoorde hartpompfunctie) is gediagnosticeerd. Ze kreeg daarvoor digoxine.

Afgelopen kwartaal was mevrouw Veldkamp vaak suf, had geen zin in schilderen en als ze schilderde, kliederde ze vooral met de verf. De familie en begeleiders vreesden dat mevrouw Veldkamp aan het dementeren was. De DSVH werd afgenomen, ze scoorde 'aanwezig' op slechts twee van de eerste twintig vragen. Mede op basis van deze uitslag werd de diagnose dementie niet gesteld. Tegelijkertijd werden andere mogelijke oorzaken van de functieveranderingen nagegaan. Haar visus en gehoor bleken niet slechter te zijn dan een jaar daarvoor; ook haar schildklier werkte goed. Via bloedonderzoek kwam aan het licht dat ze een digoxinevergiftiging had. Zij kreeg andere medicijnen en al snel verbeterde haar functioneren. Ze is nu weer vrolijk, prominent aanwezig en ze schildert met veel plezier.

3 Psychometrische verantwoording

In dit deel bespreken we eerst het onderzoek naar de itemvolgorde. Dit onderzoek is verricht binnen een onderzoeksgroep van 121 personen. Vervolgens komen het normonderzoek en het onderzoek naar aspecten van betrouwbaarheid en validiteit van de DSVH aan de orde. Dat onderzoek is verricht bij een uitgebreidere onderzoeksgroep van 407 personen.
Behalve DSVH-scores verzamelden we ook onafhankelijke expertoordelen over de vraag of cliënten al dan niet dement waren: de begeleidende arts en pedagoog/psycholoog gaven gezamenlijk aan of er, op grond van ICD-10- en/of DSM-IV-TR-criteria, volgens hen sprake was van dementie. Deze maat fungeert in ons onderzoek als 'gouden standaard'. We kunnen er echter niet voetstoots van uitgaan dat het expertoordeel in alle gevallen de juiste classificatie is. Een betere gouden standaard is evenwel niet voorhanden. Weliswaar kunnen met MRI en, na overlijden, bij obductie de neuropathologische kenmerken van dementie worden aangetoond, maar niet alle personen met dergelijke kenmerken vertonen dement gedrag respectievelijk vertoonden tijdens hun leven dement gedrag. Juist omdat er geen goede gouden standaard beschikbaar is, moeten we ons in de klinische praktijk behelpen met ICD-10- en DSM-IV-criteria, tests en schalen. Zou een dergelijke gouden standaard immers wel beschikbaar zijn, dan vervalt ook de noodzaak van een gedragsbeoordelingsschaal als de DSVH.

Alle gegevens zijn verzameld in een aantal zorgorganisaties, dat wil zeggen in concrete, praktische situaties binnen de alledaagse ondersteuning aan mensen met een verstandelijke handicap. Er is dus geen sprake van een laboratoriumopzet. Dat betekent dat de resultaten moeten worden gezien als een voor de praktijk realistische schatting van de psychometrische kwaliteiten van de schaal. Anders gezegd: de resultaten hebben een hoge externe validiteit; ze zijn zeer goed te generaliseren naar de vaak hectische zorg- en ondersteuningspraktijk van alledag.

Met betrekking tot het normonderzoek en het onderzoek naar de betrouwbaarheid en de validiteit geven we hieronder een verantwoording voor de gebruikte overeenstemmingsmaten.

Gebruikte overeenstemmingsmaten

Voor het bepalen van de mate van overeenstemming tussen twee beoordelaars of tussen een expertoordeel en een classificatie wordt vaak gebruikgemaakt van Cohens kappa (1960). Deze geeft de mate van overeenstemming tussen categorische data aan, waarbij steeds wordt gecorrigeerd voor toevalsovereenstemming. De waarde +1 duidt op een perfecte positieve overeenstemming; de waarde -1 op een perfecte negatieve overeenstemming (de ene waarneming geeft precies het tegenovergestelde aan van de andere waarneming). Als de waarde van kappa 0 is, geeft dit aan dat er slechts sprake is van toevalsovereenstemming. Het gaat in dit onderzoek om positieve overeenstemmingen, omdat DSVH en expertoordeel hetzelfde doel beogen (het onderscheiden van dementie en geen dementie). Er kan van een acceptabele positieve overeenstemming worden gesproken als de kappawaarde groter is dan 0,6 (Landis & Koch, 1977; Van Yperen, 1990).
Kappa is gevoelig voor een scheve verdeling binnen de cellen. Vanwege die gevoeligheid moet de interpretatie van de waarde van kappa afhangen van de randtotalen van de kruistabel (ook wel marginale frequenties genoemd). Een manier om kappa in relatie te brengen met de marginale frequenties wordt gebruikt door Lowry (2007) in het statistiekprogramma VassarStats. Behalve de kappawaarden levert het programma ook de maximaal mogelijke kappa, gegeven de geobserveerde marginale frequenties. De gevonden kappa wordt vervolgens uitgedrukt als percentage van die maximaal mogelijke kappa. Dat percentage is de best mogelijke maat voor de betrouwbaarheid op basis van kappa. Wij berekenden in ons onderzoek, met gebruikmaking van VassarStats:

- kappa;
- het 95% betrouwbaarheidsinterval rond kappa;
- de maximaal mogelijke kappa gegeven de marginale frequenties;
- het percentage dat kappa uitmaakt van de maximale kappa.

Dit percentage, dat we kortheidshalve κ% noemen, beschouwen we als de beste op kappa gebaseerde maat voor overeenstemming op itemniveau tussen paren beoordelaars. In navolging van onder andere Cicchetti en Sparrow (1981) gebruiken we de volgende beoordelingscategorieën:

- κ% < 0,40 'slecht';
- 0,40 < κ% < 0,59 'voldoende';
- 0,60 < κ% < 0,75 'goed';
- κ% > 0,74 'uitstekend'.

Behalve via de kappawaarden kunnen vergelijkingen tussen de DSVH en de expertoordelen ook worden uitgedrukt in sensitiviteit en specificiteit. Sensitiviteit is het vermogen van een test om 'zieke' (in dit geval: dementerende) mensen als ziek (dement) te classificeren; specificiteit is het vermogen van een test om 'niet-zieke' (in dit geval: niet-dementerende) mensen als niet-ziek (niet-dement) te classificeren. De specificiteit resp. sensitiviteit is optimaal bij 100% en te verwaarlozen bij 0%. Bij een waarde vanaf ongeveer 80% mag worden gesproken van een redelijk tot goed resultaat.

3.1 Onderzoek naar de volgorde van de items

3.1.1 ONDERZOEKSGROEP

Met een voorlopige (letterlijke) Nederlandse vertaling (Maaskant & Hoekman, 2000b) van de vragen van de DSDS (Gedye, 1995) voerden we onderzoek uit bij 121 cliënten met een verstandelijke handicap uit diverse instellingen[1]. Het ging voor het merendeel om personen van 50 jaar of ouder, of om personen met het syndroom van Down van 40 jaar of ouder. Er waren echter ook jongere cliënten in het onderzoek, bij wie achteruitgang in functioneren werd vermoed en bij wie afname zinvol leek. De informanten (meestal begeleiders) die deelnamen aan het interview moesten de cliënt minimaal 1 jaar kennen. Cliënten die recent in functioneren achteruitgingen en bij wie andere mogelijke oorzaken (bijvoorbeeld zintuiglijke handicaps, depressie, delier, schildklierafwijkingen) nog niet waren uitgesloten, werden niet in

1 De data zijn grotendeels afkomstig uit scriptieonderzoeken van Tamara Linssen (2000), Arianne Uijl-Blijenberg (2003) en Marloes Lansbergen (2006) en bovendien van de leden van het Netwerk Gedragsdeskundigen Ouderen (NGO). In het NGO wisselen psychologen en orthopedagogen uit het hele land ervaringen en deskundigheid uit ten aanzien van ouder wordende mensen met een verstandelijke handicap.

het onderzoek betrokken. Ook clienten voor wie geen onafhankelijk expertoordeel wel/niet dement werd gegeven, werden niet in het onderzoek betrokken.
In totaal werden van 121 cliënten gegevens verkregen. In tabel 2a-2d worden enkele karakteristieken van deze onderzoeksgroep gegeven.

Tabel 2a Onderzoeksgroep naar leeftijd.

Leeftijd	N	%
40-49	27	21
50-59	44	38
60-69	31	26
70-79	16	13
80+	3	2
Totaal	121	100
min.: 38, max.: 82, gem.: 58, sd: 10,5		

Tabel 2b Onderzoeksgroep naar geslacht.

Geslacht	N	%
Man	58	48
Vrouw	63	52
Totaal	121	100

Tabel 2c Onderzoeksgroep naar etiologie.

Etiologie	N	%
Geen Downsyndroom	52	43
Downsyndroom: trisomie 21	42	35
Downsyndroom: mozaïek	1	1
Downsyndroom: geen specificatie	26	21
Totaal	121	100

Samengevat: bijna tweederde van de onderzoeksgroep was jonger dan 60 jaar, de gemiddelde leeftijd van de onderzoeksgroep was 58 jaar. De verdeling naar geslacht (m/v) was 48%/52%. Ruim de helft van de onderzoeksgroep had het syndroom van Down en de meesten (72%) hadden een matige verstandelijke handicap.

Tabel 2d Onderzoeksgroep naar niveau van verstandelijke handicap.

Niveau van verstandelijke handicap	N	%
Licht	14	12
Matig	87	72
Ernstig	17	14
Zeer ernstig	3	2
Totaal	121	100

3.1.2 METHODE

De DSDS en de DSVH zijn zo opgebouwd dat de items, globaal gezien, een steeds ernstiger stadium van dementie representeren. De eerste 20 items hebben betrekking op het eerste stadium van dementie, items 21 t/m 40 op het tweede stadium, items 41 t/m 55 op het derde stadium en items 56 t/m 60 op het vierde stadium. Ook binnen deze itemgroepen staan de items globaal genomen in volgorde van toenemende ernst van de dementie. In dit eerste deelonderzoek gingen we na of de volgorde van de items van de DSDS gehandhaafd kon blijven. We onderzochten daartoe de 'itemmoeilijkheid'. Dit houdt in dat we per item onderzochten hoeveel onderzoekspersonen voor het in het item beschreven gedrag de score 'aanwezig' kregen. Als de items in de goede volgorde van moeilijkheidsgraad staan, moet de itemmoeilijkheid globaal genomen per vraag toenemen.

3.1.3 RESULTATEN

Uitgaande van de volgorde van de DSDS vielen enkele items op: zij stonden duidelijk niet op een goede plaats. Zo bleek bijvoorbeeld dat item 42 ('onthoudt de handelingen van een voorgenomen actie niet lang genoeg meer om die actie geheel uit te voeren') bij 30 van de 121 onderzochte personen als 'aanwezig' gescoord werd. Dit item was oorspronkelijk ondergebracht in stadium 3. Andere items van stadium 3 hadden een duidelijk lager aantal scores als 'aanwezig' (6 tot 21 maal gescoord als 'aanwezig'). Op grond hiervan hebben we het item ondergebracht in stadium 1, waar het qua aantal 'aanwezig'-scores beter thuis hoort. Bij het aanbrengen van zulke verplaatsingen zijn we terughoudend geweest; we voerden ze alleen uit bij items die qua itemmoeilijkheid sterk detoneerden ten opzichte van de items er omheen. We voerden verplaatsingen uit bij 8 items. Daardoor is de nummering van de meeste items ten opzichte van de DSDS gewijzigd. De aangebrachte verschuivingen staan vermeld in tabel 3.

Tabel 3 Verplaatsing van items in de DSVH ten opzichte van de DSDS.

Items	Canadese nummering	Nederlandse nummering	Canadees stadium	Nederlands stadium
Toont verlies van schrijf-, lees- of tekenvaardigheden	10	21	1	2
Wil zekerheid dat de begeleider in de buurt is, lijkt ongerust als hij alleen wordt gelaten; gaat vaker na of de begeleider in de buurt is	14	22	1	2
Gebruikt foutief één naam om meerdere personen aan te duiden	25	41	2	3
Achteruitgang in aan- en uitkleden (geen dwangmatig gedrag of dwangmatig bezig zijn met kleden)	31	19	2	1
Heeft epileptische aanvallen; noteer een score op vraag A of op vraag B: a ontwikkelt epilepsie met bewustzijnsstoornissen b krijgt weer epileptische aanvallen na jaren aanvalsvrij te zijn geweest	40A 40B	55A, 55B	2	3
Onthoudt de handelingen van een voorgenomen actie niet lang genoeg meer om die actie geheel uit te voeren	42	20	3	1
Toont verlies van fijne motoriek	48	40	3	2

3.2 Normonderzoek

3.2.1 ONDERZOEKSGROEP EN METHODE

Wij onderzochten de bruikbaarheid van de door Gedye (1995) opgestelde norm voor de Nederlandse situatie in een onderzoeksgroep van 407 personen[2]. Aan de hand van deze norm werd het gedrag van de onderzochte personen geclassificeerd als al dan niet kenmerkend voor dementie. In tabel 4a-4d zijn enkele karakteristieken van deze onderzoeksgroep gegeven.

2 De gegevens van deze onderzoeksgroep omvatten die uit de eerder beschreven onderzoeksgroep van 121 personen, plus nieuwe data afkomstig van leden van het NGO. Daarnaast werden gegevens geleverd door Stichting Pergamijn te Echt, Gemiva-SVG Groep te Gouda, Stichting Ipse te Nootdorp en door dr. Ruud van Wijck, afdeling Bewegingswetenschappen, Rijksuniversiteit Groningen.

Tabel 4a Onderzoeksgroep naar leeftijd.

Leeftijd	N	%
<40	22	5
40-49	91	22
50-59	157	39
60-69	82	20
70-79	38	9
80+	11	3
Onbekend	6	2
Totaal	407	100
min.: 25, max.: 92, gemiddeld: 56, sd: 11,1		

Tabel 4b Onderzoeksgroep naar geslacht.

Geslacht	N	%
Man	204	50
Vrouw	201	49
Onbekend	2	1
Totaal	407	100

Tabel 4c Onderzoeksgroep naar etiologie.

Etiologie	N	%
Geen Downsyndroom	155	37
Downsyndroom: trisomie 21	64	16
Downsyndroom: mozaïek	2	1
Downsyndroom: geen specificatie	186	46
Totaal	407	100

Tabel 4d Onderzoeksgroep naar niveau van verstandelijke handicap.

Niveau van verstandelijke handicap	N	%
Licht	60	15
Matig	242	59
Ernstig	85	21
Zeer ernstig	20	5
Totaal	407	100

Samengevat: een kwart van deze onderzoeksgroep was jonger dan 50 jaar, de gemiddelde leeftijd was 56 jaar. Er waren vrijwel evenveel mannen als vrouwen in de onderzoeksgroep. Tweederde had het syndroom van Down, en de meesten (59%) hadden een matige verstandelijke handicap.

3.2.2 RESULTATEN

Toepassing van de norm van de DSDS in deze onderzoeksgroep had als resultaat dat 13% van de personen met het expertoordeel dementie door de schaal niet als zodanig werd geclassificeerd. De sensitiviteit van de norm (87%) was naar ons oordeel net te laag. Een dementieschaal moet (vrijwel) alle als zodanig klinisch geclassificeerde personen kunnen detecteren. Nadere analyses van deelscores bracht aan het licht dat het probleem van de net te lage sensitiviteit vooral werd veroorzaakt door toepassing van het zogenaamde 'cognitieve breekpunt'. Dit cognitieve breekpunt is de som van de scores op tien bepaalde items (items 1 t/m 8, 23 en 24). De negentien personen met expertoordeel 'dement' die niet door de schaal als zodanig worden geclassificeerd, behaalden vaak niet de minimumwaarde voor het 'cognitieve breekpunt' die nodig was voor classificatie als 'dement'. Door bovenstaande bevindingen hebben wij gezocht naar een andere norm die betere resultaten opleverde. Daarbij werd besloten het cognitieve breekpunt van de DSDS niet in die norm op te nemen.

3.2.3 NIEUWE NORM

Criteria

Wij formuleren de volgende criteria waaraan de norm van de DSVH moet voldoen als volgt:

- een hoge overeenstemming tussen classificatie op basis van deze norm en het expertoordeel; deze overeenstemming moet blijken uit een hoge kappa (hoger dan 0,80);
- een hoge sensitiviteit (hoger dan 90%), eventueel ten koste van een iets lagere specificiteit (maar niet lager dan 80%); de schaal moet immers een zeer hoog percentage van de personen met het klinische oordeel 'dementie' ook daadwerkelijk als zodanig classificeren.

Methode

Voor het bepalen van de norm splitsten we de onderzoeksgroep van 407 onderzoekspersonen at random in twee delen. Het eerste deel gebruikten we voor het bepalen van de norm, het tweede deel voor het toetsen van die norm in een nieuwe, onafhankelijke onderzoeksgroep.

Van dat laatste onderzoek doen we verslag in paragraaf 3.5.2 over de criteriumvaliditeit.

We zochten in de eerste helft van de onderzoeksgroep (n=204) naar een oplossing in lijn met de norm van de DSDS. Daarin speelt de aanwezigheid van een bepaald aantal items uit de eerste 20 een rol; het niet voldoen aan deze eis kan gecompenseerd worden door de aanwezigheid van een aantal items uit de tweede groep van 20. In de onderzoeksgroep onderzochten we iteratief een groot aantal beslisregels. Telkens legden we de resultaten van ieder van die beslisregels naast de twee bovengenoemde criteria.

Resultaten

De beste norm voor de classificatie 'dement' werd gevonden in de volgende regels:

- Indien 8 of meer items van items 1 t/m 20 als 'aanwezig' worden gescoord,

of:

- Indien 10 of meer items van items 1 t/m 40 als 'aanwezig' worden gescoord.

Items aangeduid als 'karakteristiek', 'niet van toepassing' of die aanwijsbaar door andere oorzaken worden veroorzaakt worden niet meegeteld.

Deze norm blijkt beduidend beter te zijn dan de norm van de DSDS. In de onderzoeksgroep waarin we deze norm ontwikkelden, vinden we de volgende resultaten (zie ook tabel 5). De kappa is 0,85; de sensitiviteit is 96% en de specificiteit is 92%. De laagste grens van het 95% betrouwbaarheidsinterval rond de gevonden waarde van kappa ligt net onder 0,80. Daarmee voldoet deze norm ruimschoots aan de eerder opgestelde criteria.

Tabel 5 Onderzoeksgroep (N=204) naar expertoordeel en classificatie volgens de DSVH.

	Dementie volgens DSVH		
Expertoordeel over dementie	**Nee**	**Ja**	**Totaal**
Geen dementie	120	11	131
Dementie	3	70	73
Totaal	123	81	204

kappa: 0,85 (95% BI: 0,78-0,93); κ%: 0,93; sensitiviteit: 96%; specificiteit: 92%.

3.3 Aanvullende kwalitatieve analyse: stadia van dementie

We merken op dat we alleen het succes van de classificatie als 'dement' versus 'niet dement' aan de hand van de DSVH hebben onderzocht, en niet de indeling in verschillende stadia van dementie. De DSVH is dan ook alleen geschikt om op kwantitatief onderbouwde wijze vast te stellen of een persoon met een verstandelijke handicap wel of geen dementie heeft. Nadere differentiatie binnen de classificatie 'dementie' in stadia is wel mogelijk op basis van kwalitatieve analyses. Die differentiatie kunnen we echter niet aan de hand van onderzoeksgegevens onderbouwen. Dat komt omdat er (nog) geen consensus is over de indeling en exacte grenzen van de stadia en omdat mensen zich, met de nu gehanteerde indelingen, de ene dag in het ene en de andere dag in het andere stadium kunnen bevinden. Het was dus niet mogelijk om (voldoende) onderzoekspersonen te verzamelen bij wie een betrouwbaar expertoordeel over het stadium van dementie waarin zij verkeren beschikbaar was. Desondanks bevelen we het volgen c.q. monitoren van het dementeringsproces bij personen met een verstandelijke handicap sterk aan. Een kwalitatieve analyse van scorepatronen kan sterk bijdragen aan een goede beeldvorming en dus goede ondersteuning. Aanwijzingen voor zo'n kwalitatieve analyse worden gegeven in paragraaf 4.11.
Volledigheidshalve geven we in tabel 6 een overzicht van de stadia van dementie waarin de onderzoekspersonen uit de onderzoeksgroep van 407 personen aan de hand van de criteria van de DSDS (Gedye, 1995) geplaatst worden.

Tabel 6 Expertoordeel en DSDS-classificatie ten aanzien van stadia van dementie (n=407).

	Dementie volgens DSDS					
Expertoordeel over dementie	**Nee**	**Eerste stadium**	**Tweede stadium**	**Derde stadium**	**Vierde stadium**	**Totaal**
Geen dementie	244	17	1	0	0	262
Dementie	7	49	64	16	9	145
Totaal	251	66	65	16	9	407

3.4 Interbeoordelaarsbetrouwbaarheid

Bij een gedragsbeoordelingsschaal als de DSVH is een hoge overeenstemming tussen verschillende beoordelaars van dezelfde cliënt van groot belang. De opzet van de schaal en de formulering van de

items moeten zo weinig mogelijk aanleiding geven tot verschillen in interpretatie en daardoor tot scoreverschillen. In onderzoek naar de interbeoordelaarsbetrouwbaarheid wordt nagegaan of onafhankelijke beoordelaars tot dezelfde scores komen bij dezelfde proefpersoon. Gedye (1995) vond in haar onderzoek naar de interbeoordelaarsbetrouwbaarheid van de DSDS een hoge overeenstemming tussen twee, telkens dezelfde, interviewers. Zij vulden onafhankelijk van elkaar de DSDS in na een interview met per cliënt dezelfde informant. Dit deden zij voor 50 betrokkenen. Er werd een kappa gevonden van 0,91.
In ons onderzoek naar de interbeoordelaarsbetrouwbaarheid varieerden we niet de interviewer maar de informant. Over 30 onderzoekspersonen werden telkens twee onafhankelijke interviews aan de hand van de DSVH afgenomen aan twee informanten die de betreffende proefpersoon goed kenden[3]. De mate van overeenstemming tussen de paren is weergegeven in tabel 7.

Tabel 7 Mate van overeenstemming tussen twee DSVH-afnames.

	Informant 2		
Informant 1	**Geen dementie**	**Dementie**	**Totaal**
Geen dementie	6	1	7
Dementie	1	22	23
Totaal	7	23	30

kappa: 0,81 (95% BI: 0,57-1,00); κ%: 0,81; sensitiviteit: 96%; specificiteit: 86%.

De overeenstemming tussen twee onafhankelijke beoordelaars is hoog; kappa en κ% zijn 0,81. De laagste grens van het betrouwbaarheidsinterval is echter lager dan de beoogde ondergrens van 0,80. Bij 2 van de 30 onderzoekspersonen leiden de DSVH-scores tot een verschil in classificatie.

Ook onderzochten we de mate van overeenstemming tussen twee onafhankelijke respondenten op de afzonderlijke 60 items van de DSVH. In bijlage 1 staan de waarden van kappa, van de maximale kappa en van κ% voor elk van de items. In tabel 8 geven we van deze resultaten een overzicht; 8 items (13%) vielen in de categorie onvoldoende, de overige 52 items hebben een voldoende tot uitstekende waarde van κ%.

3 De data zijn verzameld door Arianne Uijl-Blijenberg (2003).

Tabel 8 Interbeoordelaarsbetrouwbaarheid van DSVH-items; betrouwbaarheidscategorieën op basis van waarden van κ%.		
	Aantal items	**%**
κ% < 0,40 (onvoldoende)	8	13
0,40 < κ% < 0,59 (voldoende)	16	27
0,60 < κ% < 0,75 (goed)	14	23
κ% > 0,74 (uitstekend)	22	37

Op basis van deze analyse kunnen we concluderen dat 87% van de items van de DSVH een voldoende tot uitstekende interbeoordelaarsbetrouwbaarheid heeft. Dat is voor een gedragsbeoordelingsschaal, gebruikt in een kleine onderzoeksgroep (N = 2x30), een heel goed resultaat.
Gezien de ruim voldoende overeenstemming tussen de beoordelaars ten aanzien van de classificatie 'wel/geen dementie' en ten aanzien van de afzonderlijke items bij een kleine onderzoeksgroep, concluderen wij dat de interbeoordelaarsbetrouwbaarheid van de DSVH ruim voldoende tot goed is.

3.5 Validiteit

We besteden aandacht aan twee types validiteit: convergente of soortgenootvaliditeit, waarin de resultaten van de DSVH vergeleken worden met die van soortgenootschalen en criteriumvaliditeit, waarin nagegaan wordt in hoeverre de DSVH zijn criterium, i.c. dementie, voorspelt.

3.5.1 CONVERGENTE OF SOORTGENOOTVALIDITEIT

Een maat voor validiteit is de overeenstemming met soortgenootschalen die als meetpretentie de vaststelling van dementie bij mensen met een verstandelijke handicap hebben. Een tot nu toe veelgebruikte dementieschaal is de Dementie Vragenlijst voor verstandelijk gehandicapten (DVZ; in het Engels DMR; Evenhuis, Kengen & Eurlings, 1991 en later). Eerder rapporteerden wij (Maaskant & Hoekman, 1999, 2000a; Hoekman & Maaskant, 2002) over de overeenstemming tussen een onafhankelijk klinisch oordeel en DVZ-normen voor eenmalige afname zoals Evenhuis e.a. die publiceerden in 1991, 1992 en 1996, en de aanpassing van die normen door Prasher (1997). Die overeenstemming bleek laag te zijn (kappa= 0,26). Ook onderzochten we de overeenstemming tussen een onafhankelijk klinisch oordeel en DVZ-normen voor het verschil tussen twee afnames (een afname als nulmeting vóór het optreden van verschijnselen die kunnen wijzen op dementie, en een afname wanneer zulke verschijnselen zich daadwerkelijk voordoen). Deze normen werden gepubliceerd door Evenhuis, Kengen en Eurlings (1998). Ook bij deze DVZ-normen is de overeenstemming met een onafhankelijk klinisch oordeel laag: kappa is 0,45 (Lansbergen, 2006; Hoekman, Maaskant & Lansbergen, 2006). Uit onderzoek van Deb en Braganza (1999) bleek overigens wel een betere overeenstemming tussen DVZ-scores, DSVH-scores en een klinisch oordeel. In het onderzoek van Deb en Braganza werden echter alleen mensen geselecteerd die duidelijk dement waren of duidelijk niet dement waren. Tevens werd de DVZ via een semigestructureerd interview door de beide auteurs afgenomen, terwijl de DVZ is ontworpen om door informanten ingevuld te worden. Daardoor is er geen sprake van een reëel praktijkonderzoek. We handhaven dus de conclusie dat de DVZ te weinig valide is om als diagnostisch instrument te gebruiken. Desondanks wordt de DVZ veel gebruikt. Daarom onderzochten we de soortgenootvaliditeit van de DSVH met de DVZ. Bij de overeenstemming tussen DSVH-scores en scores bij eenmalige afname van de DVZ is kappa 0,29, bij de overeenstemming tussen DSVH-scores en een verschilscore bij herhaalde afname van de DVZ is kappa 0,54 (Lansbergen, 2006; Hoekman, Maaskant & Lansbergen, 2006). Omdat de DSVH wel een hoge overeenstemming met een onafhankelijk klinisch oordeel heeft (zie volgende paragraaf) en de DVZ dat niet heeft, is het niet verbazend dat de overeenstemming tussen DSVH en DVZ laag is. Het is evenwel onmogelijk een uitspraak te doen over de convergente validiteit van de DSVH aangezien het ontbreekt aan een valide soortgenoot.

3.5.2 CRITERIUMVALIDITEIT

De mate waarin de DSVH het criterium (i.c. dementie volgens een onafhankelijk expertoordeel) voorspelt is wezenlijk voor de kwaliteit van de schaal. Bij de ontwikkeling van de norm zagen we in een onderzoeksgroep van 204 personen een zeer hoge overeenstemming tussen het resultaat met de DSVH en het criterium: kappa is 0,85. Dat resultaat is echter geboekt in dezelfde onderzoeksgroep als waarin de norm ontwikkeld is; er is in diezelfde onderzoeksgroep net zolang gezocht tot een zo goed mogelijke norm resulteerde. Dat de resultaten in die groep dus goed zijn, is niet verwonderlijk. Bovendien is het mogelijk dat de norm in enige mate steekproefafhankelijk is, hoewel dat effect bij een groep van deze omvang niet groot zal zijn.

Omdat we onze onderzoeksgroep van 407 onderzoekspersonen at random in twee helften hebben verdeeld en in de eerste helft de norm hebben ontwikkeld, konden we die norm ook toetsen in een nieuwe, onafhankelijke onderzoeksgroep van 203 onderzoekspersonen. Zulk onderzoek noemt men wel kruisvalidering: er vindt valideringsonderzoek plaats waarbij men de normen 'kruist' met een nieuwe onderzoeksgroep. Bij toepassing van de norm in een nieuwe, onafhankelijke onderzoeksgroep zal meestal sprake zijn van enige krimp (*shrinkage*; Nunnally & Bernstein, 1994; Cronbach, 1990): de resultaten worden iets minder gunstig. Omdat deze groep echter door een randomverdeling ontstaan is uit hetzelfde moederbestand als de normeringsgroep verwachten we relatief kleine verschillen, dus een geringe krimp. In tabel 9 staan de resultaten van het kruisvalideringsonderzoek.

Tabel 9 Kruisvalidering van de norm in nieuwe onderzoeksgroep.

Expertoordeel over dementie	Dementie volgens DSVH		
	Nee	**Ja**	**Totaal**
Geen dementie	124	7	131
Dementie	4	68	72
Totaal	128	75	203

kappa: 0,88 (95% BI: 0,82-0,95); κ%: 0,91; sensitiviteit: 94%; specificiteit: 95%.

Deze tabel laat zien dat ook in het tweede bestand de overeenstemming tussen het DSVH-oordeel en het expertoordeel hoog is: kappa is 0,88 (ook de laagste grens van het betrouwbaarheidsinterval is hoger dan 0,80), de sensitiviteit is 94% en de specificiteit is 95%. Deze resultaten doen niet onder voor die in het normonderzoek, de krimp is afwezig. We kunnen concluderen dat de criteriumvaliditeit van de DSVH zeer hoog is.

De DSVH blijkt daarom een valide hulpmiddel bij de diagnostiek van dementie bij volwassen mensen met een verstandelijke handicap.

Praktisch deel

4

4.1 Gebruiksdoelen

De DSVH is een gedragsbeoordelingsschaal die dient als hulpmiddel bij de diagnostiek van dementie bij volwassen mensen met een verstandelijke handicap. Gebruik van de schaal kan drie doelen dienen:

- Een classificatie geven als 'dement' of 'niet dement'.
- Kwalitatieve aanwijzingen genereren of de symptomen passen bij het eerste, dan wel tweede, derde of vierde stadium van dementie. Zo kan de schaal helpen bij het in kaart brengen c.q. monitoren van de snelheid van de achteruitgang of het herstel van de vaardigheden.
- Bijdragen aan besluitvorming over andere oorzaken of verklaringen voor waargenomen achteruitgang in functioneren (bijvoorbeeld: zintuiglijke handicaps, medicijnvergiftiging, afwijkingen van de schildklierfuncties, depressie). De DSVH bevat voor dat doel de differentiaaldiagnosevragen (DDV), die inzicht verschaffen in welk aanvullend onderzoek en welke behandeling eventueel nodig zijn en op welke gebieden andere professionals ingeschakeld moeten worden (bijvoorbeeld: audiometrie, visueel functieonderzoek, onderzoek naar schildklierfuncties en bloedwaarden).

4.2 Materiaal

De DSVH bestaat uit een handleiding en een scoreformulier. Een scoreformulier kan gebruikt worden voor meerdere invullingen per cliënt. Dit vereenvoudigt de (half)jaarlijkse vergelijkingen, wat kan bijdragen aan de vroegtijdige onderkenning van dementie.

4.3 Afname

De DSVH moet door gedragsdeskundigen (pedagogen, psychologen) worden gescoord op basis van informatie die verkregen wordt

in een gestructureerd interview met één of twee informanten die het recente functioneren van de betrokkene goed kennen (bijvoorbeeld een persoonlijk begeleider). Bij voorkeur nodigt men ook de betrokken cliënt bij het interview uit. De interviewer krijgt zo een beter beeld van het functioneren van de persoon en de informanten blijven door zijn aanwezigheid veelal in hun beschrijvingen dichter bij het concrete functioneren. De DSVH is geen vragenlijst die ter invulling kan worden uitgedeeld aan informanten, bijvoorbeeld (persoonlijk) begeleiders of naaste verwanten.
De gedragsdeskundige die de DSVH gebruikt heeft bij voorkeur een testbevoegdheid c.q. diagnostische registratie. Ervaring met het onderzoeken van intelligentie en adaptieve vaardigheden van mensen met een verstandelijke handicap is wenselijk.
De informanten moeten tijdens de DSVH-interviews zo accuraat mogelijke informatie kunnen verschaffen over het functioneren van de betrokkene in de laatste twee maanden. Wanneer de informanten het recente gedrag van de betrokken cliënten niet goed kennen, is de kans groter dat onjuiste informatie wordt verkregen en daardoor wellicht een foutief resultaat. De kans op onjuistheden neemt ook toe wanneer de gevraagde gebeurtenissen al langer geleden hebben plaatsgevonden. Het halfjaarlijks (bij vermoeden van achteruitgang) of jaarlijks (bij ouderen waar geen achteruitgang wordt vermoed) afnemen van de DSVH wordt dan ook aanbevolen.

4.4 Duur van het interview

Ieder eerste interview duurt minstens een uur. Het interviewen neemt meer tijd in beslag als de informant nog niet gewend is aan de schaal en wanneer er verduidelijkende toelichting moet worden gegeven. Wanneer er weinig veranderingen zijn, is voor een vervolginterview minder tijd nodig. Indien de betrokken cliënt niet zelf bij het interview aanwezig kan zijn, ruim dan tijd in om de cliënt buiten het interview om te zien, bij voorkeur voorafgaand aan het interview. Het is zinvol dat de interviewer zich een beeld vormt van het functioneren van de betrokken cliënt.

4.5 Aanwijzingen voor gebruik

We adviseren gebruikers van de DSVH de onderstaande aanwijzingen te volgen.

- Wees bedacht op andere oorzaken van functionele achteruitgang. Bij sommige volwassenen die functioneel achteruitgaan, zal blijken dat:
  - er sprake is van een aandoening waarvan de cognitieve en/of gedragsmatige symptomen op die van dementie lijken;
  - er sprake is van een aandoening die alleen een gedragsverandering teweegbrengt, maar geen cognitieve verandering (bijvoorbeeld menopauze of een niet-ernstige ziekte);
  - er een andere, te behandelen, oorzaak ten grondslag ligt aan de achteruitgang.

  Het is belangrijk dat al deze gevallen onderscheiden worden van dementie.
- Zorg voor een basismeting in verband met toekomstige vergelijkingen. Maak bij voorkeur een basismeting van de functies van volwassenen met een verstandelijke handicap op een moment dat er nog geen sprake is van functionele achteruitgang, maar wanneer zich, gezien de leeftijd van de persoon, dementie kan gaan ontwikkelen. Dit geldt voor:
  - mensen met een lichte of matige verstandelijke handicap die 50 jaar of ouder zijn;
  - mensen met een (zeer) ernstige verstandelijke handicap die 40 jaar of ouder zijn;
  - mensen met het syndroom van Down die 40 jaar of ouder zijn.

  (zie ook Meeusen & Geus, 2005). Gebruik de DSVH in ieder geval zo spoedig mogelijk nadat veranderingen duidelijk zijn geworden.
- Heronderzoek tijdig. Neem de DSVH opnieuw af zo spoedig mogelijk nadat verdere veranderingen duidelijk zijn geworden. Verzoek informanten om snel aan te geven wanneer cliënten achteruitgang vertonen. Neem dan opnieuw de DSVH af. Heronderzoek de cliënt *uiterlijk 6 maanden later* opnieuw indien:
  - hij 'aanwezig' scoorde op een aantal items van DSVH, maar niet voldeed aan de criteria voor de classificatie 'dementie';
  - bij hem in het voorafgaande jaar met de DSVH dementie werd geconstateerd;
  - hij 'aanwezig' scoorde op items van het tweede en/of derde stadium;
  - hij voor het eerst onverklaarbare epileptische aanvallen heeft gehad;
  - hij verbetering laat zien in vaardigheden (bijvoorbeeld als de behandeling van hypothyreoïdie onlangs is gestart);
  - hij sinds de laatste afname snel achteruit gaat.

- Zorg ervoor dat de informanten voldoende zijn geïnformeerd over de betrokken cliënt. Informanten moeten een goed inzicht hebben in het dagelijks functioneren van de cliënt gedurende de laatste twee maanden en de cliënt al minstens een jaar kennen. Vraag de informanten om gegevens over opgemerkte veranderingen, achteruitgang of ongewoon gedrag te inventariseren en mee te brengen naar het interview, bijvoorbeeld over de aard van het gedrag en het tijdstip waarop de verandering voor het eerst werd gesignaleerd. Informanten kunnen zich op het interview voorbereiden door van tevoren de Aandachtspuntenlijst veroudering bij mensen met een verstandelijke handicap voor begeleiders (AVB) te raadplegen (zie 4.12). Het is aan te raden dat er per cliënt minstens twee informanten zijn. Informatie van meerdere informanten vult elkaar aan, en verhoogt daarmee de betrouwbaarheid. Als de cliënt werkt, verdient het aanbeveling dat er een informant van de werkplek en een informant van de woning bij het interview aanwezig zijn. Soms wordt gedrag namelijk in de ene situatie wel waargenomen en in de andere niet; informatie vanuit bijvoorbeeld alleen de woonsituatie zou dan een onvolledig beeld opleveren. Wanneer vermoed wordt dat een informant de betrokken cliënt niet goed kent, regel dan een interview met een andere, goed geïnformeerde informant.
- Kies bij aanwezigheid van de cliënt bij het interview een omgeving waar hij zich op zijn gemak voelt. Dat kan de eigen woning of werkplek zijn. Leg uit dat het gaat om zijn welbevinden en dat hierover vragen worden gesteld. Betrek de cliënt zo veel mogelijk bij het gesprek: spreek niet alleen *over* hem maar ook *met* hem.

4.6 Instructies voor afname en scoring

Voorbereiding en tips

- Interviewers moeten zich de schaal goed eigen maken voordat ze deze gaan gebruiken. Daarvoor moeten zij de beschrijving van ieder item (zie paragraaf 5.1) en hoofdstuk 4 goed doorlezen.
- De omschrijving van het gedrag in het item en in de toelichting bij het item (zie paragraaf 5.1) is een indicatie voor het bedoelde gedrag. Het gedrag kan ook een iets andere vorm aannemen, afhankelijk van factoren als temperament, aangeleerd gedrag en sociale en fysieke omstandigheden.
- Bij sommige items wordt aangeraden om extra informatie (zoals data) op het scoreformulier te noteren. Deze informatie kan van belang zijn voor bijvoorbeeld de interpretatie of een vervolginterview. De informatie kan worden opgenomen in de kolom 'Opmerkingen / differentiaaldiagnostiek' achter het betreffende item.

- De DSVH bevat hulpmiddelen waarmee u kunt nagaan of verschijnselen eventueel veroorzaakt zouden kunnen worden door differentiaalproblematiek. Zo worden bij sommige items aanwijzingen gegeven over eventuele andere oorzaken die aan het verschijnsel ten grondslag zouden kunnen liggen (zie paragraaf 5.1). Bij item 24 staat bijvoorbeeld: 'Ga na of er sprake is van achteruitgang in visueel functioneren die tegelijkertijd is begonnen met dit verschijnsel'. Als dat het geval zou zijn, dan zou u daarvan een aantekening kunnen maken op het scoreformulier achter item 24 in de kolom 'Opmerkingen / differentiaaldiagnostiek'. Op deze manier verzamelt u aanwijzingen over differentiaaldiagnose(s) waaraan gedacht kan worden en over welke differentiaaldiagnosevragen er in het interview aan bod zouden moeten komen.
- Een ander belangrijk hulpmiddel is de kolom 'Cluster diff. diag.' op het scoreformulier. In deze kolom staan bij sommige items directe verwijzingen naar de differentiaaldiagnosevragen.

De verwijzingen betekenen:

V	visus
G	gehoor
P	pijn
H	hypothyreoïdie
D	depressie
M	medicatie
S	slaap

Bij positieve scores op de betreffende items (dat wil zeggen, het item wordt als aanwezig gescoord) kunt u de differentiaaldiagnosevragen waarna verwezen wordt beantwoorden en zo nagaan of de verandering in functioneren mogelijk het gevolg is van andere aandoeningen. Indien er inderdaad aanwijzingen zijn in de richting van differentiaaldiagnostiek, dan omcirkelt u de betreffende letter in de kolom 'Cluster diff. diag.' en schrijft u dat desgewenst ook in de kolom 'Opmerkingen / differentiaaldiagnostiek' achter het betreffende item. Voor een verdere toelichting zie paragraaf 5.2 en 5.2.1. In tabel 10 van paragraaf 5.2.1 vindt u een overzicht van alle items met een verwijzing naar de differentiaaldiagnosevragen. Daarmee kan worden nagegaan of zich clusters van verschijnselen voordoen die wijzen op eventuele andere oorzaken van functionele achteruitgang. Wanneer meerdere items binnen een cluster als 'aanwezig' zijn gescoord, kan dat een indicatie zijn om de bij het cluster horende differentiaaldiagnosevragen te stellen, aanvullend onderzoek en eventuele behandeling te overwegen of om professionals op andere gebieden in te schakelen.

- We raden aan om bij ieder interview op basis van de antwoorden op de DSVH-items, de hierboven beschreven hulpmiddelen en de paragrafen 5.1, 5.2 en 5.2.1 na te gaan van welke differentiaalproblematiek er bij de cliënt sprake zou kunnen zijn. De differentiaaldiagnosevragen kunnen verspreid tijdens het interview gesteld worden of in één keer na afloop van de afname van de DSVH-items. Antwoorden op de differentiaaldiagnosevragen noteert u in het daarvoor bestemde DDV-schema op de laatste pagina van het scoreformulier. Verdere uitleg over de afname van de DDV en het invullen van het DDV-schema vindt u in paragraaf 4.10.
- Onder paragraaf 4.12 treft u een casus aan. Ter verduidelijking van de afname en scoringsprocedure is op basis van deze casus een DSVH-vragenlijst ingevuld en gescoord. Het relevante gedeelte hiervan staat onder de casus.

Voor aanvang van het interview

Vul eerst het voorblad in. Vul hierop alle gegevens van de cliënt in (naam, adres, geboortedatum, niveau van verstandelijke handicap enzovoort). Daarna vult u de afnamedatum en de namen van de interviewer en de informanten in bij het overzicht van de resultaten. Ga vervolgens na of de cliënt een ingrijpende gebeurtenis heeft meegemaakt (bijvoorbeeld: een cliënt heeft een operatie ondergaan, heeft een hoofdtrauma gehad of is ernstig ziek geweest). Als dat zo is, maak daarvan dan een aantekening (met vermelding van de datum van de gebeurtenis) bij 'Opmerkingen / Ingrijpende gebeurtenissen' in het overzicht van de resultaten.
Noteer op de volgende pagina bij de kolommen 'Afwezig' en 'Aanwezig' bovenaan de pagina de afnamedatum in het eerste (beschikbare) hokje. Hierna kan begonnen worden met het interview.

Het interview

Stel de vragen in de aangegeven volgorde. Ondervraag de informant(en) over slechts één item tegelijkertijd. Lees het item voor van het formulier.

Er zijn vier antwoordcategorieën waarop de verschijnselen gescoord kunnen worden:

I niet van toepassing
II afwezig
III karakteristiek
IV aanwezig

I Is het verschijnsel afwezig, ga dan na of het afwezig is op grond van beperkingen die de cliënt altijd al heeft gehad (bijvoorbeeld:

niet kunnen lezen, geen gebruik van expressieve taal). Als dit het geval is, scoor het item dan in de kolom 'Nvt' (niet van toepassing) door middel van het zetten van een kruisje in die kolom.

II Indien het verschijnsel afwezig is, maar het zich mogelijk in de toekomst wel kan gaan voordoen (bijvoorbeeld: incontinentie voor urine), scoor het item dan in de kolom 'Afwezig', door daar een kruisje te zetten onder de afnamedatum.

III Is het verschijnsel aanwezig, ga dan na of het verschijnsel al aanwezig was in het hele (volwassen) leven van de cliënt. Met andere woorden: ga na of het verschijnsel kenmerkend is voor de cliënt. Is dat het geval, scoor het item dan in de kolom 'Karakteristiek' door een kruisje in die kolom te zetten.

IV Indien een verschijnsel aanwezig is, maar niet 'karakteristiek' (dus wanneer het kenmerkend is voor het *huidige* functioneren, maar niet voor het functioneren tijdens het hele (volwassen) leven van de cliënt), scoor het item dan in de kolom 'Aanwezig' door een kruisje te zetten onder de afnamedatum.

Ga door t/m item 20.

- Tel het aantal 'aanwezig' gescoorde items van item 1 t/m 20 bij elkaar op. Let op: items die een differentiaaldiagnose-aantekening hebben, worden hierbij niet meegeteld.
- Noteer het gevonden aantal in het daarvoor bestemde vakje achter 'Totaal 'aanwezig' item 1 t/m 20'.
- Bepaal aan de hand van de afbreekregels in paragraaf 4.7 of ook item 21 t/m 40 en eventueel item 41 t/m 60 ingevuld moeten worden. Als dat zo is, ga dan verder met het stellen van die vragen. Vul in dat geval bovenaan de pagina steeds de afnamedatum in bij de kolommen 'Afwezig' en 'Aanwezig'.
- Als er na item 20 geen items meer ingevuld hoeven te worden, dan is dementie niet waarschijnlijk (zie paragraaf 4.8). Vermeld deze uitslag in het daarvoor bestemde vakje achter 'Dementie' onder item 20, door daar de 'N' te omcirkelen. Markeer deze classificatie ook in het overzicht van de resultaten op het voorblad achter 'Dementie' door 'Nee' te omcirkelen.
- Stel de differentiaaldiagnosevragen die u eventueel (nog) wilt stellen. Deze worden gescoord in het DDV-schema op de laatste pagina van het scoreformulier. Informatie over hoe u dit schema invult, vindt u in paragraaf 4.10.
- Vermeld de differentiaaldiagnose(s) waaraan uiteindelijk wordt gedacht bij 'Differentiaaldiagnose' van het overzicht van de resultaten op het voorblad.

Als item 21 t/m 40 ingevuld moeten worden:

- Tel na het afnemen van item 40 het aantal 'aanwezig' gescoorde verschijnselen van item 1 t/m 40 bij elkaar op. Let op: items die een differentiaaldiagnose-aantekening hebben, worden hierbij *niet* meegeteld.
- Noteer het gevonden aantal in het daarvoor bestemde vakje achter 'Totaal 'aanwezig' item 1 t/m 40'.
- Bepaal aan de hand van de afbreekregels in paragraaf 4.7 of item 41 t/m 60 ingevuld moeten worden. Als dat zo is, ga dan verder met het stellen van die vragen. Vul in dat geval bovenaan de pagina weer de afnamedatum in bij de kolommen 'Afwezig' en 'Aanwezig'.
- Als item 41 t/m 60 niet meer ingevuld hoeven te worden, bepaalt u met behulp van paragraaf 4.8 de DSVH-uitslag: afwezigheid of aanwezigheid van dementie. Dat doet u in dit geval tweemaal: eenmaal op basis van de score op items 1 t/m 20 en eenmaal op basis van de score op items 1 t/m 40.
- Vermeld de uitslagen in de daarvoor bestemde vakjes achter 'Dementie' onder item 20 en onder item 40 door daar de 'N' of de 'J' te omcirkelen.
- Indien de cliënt alleen een classificatie 'dementie' krijgt op basis van de score op items 1 t/m 20 (en dus niet op basis van de score op items 1 t/m 40) is een kwalitatieve analyse niet nodig: de cliënt heeft stadiumindicatie 1. Markeer dit bij 'Stadiumindicatie' van het overzicht van de resultaten op het voorblad.
- Indien de cliënt (ook) een classificatie 'dementie' krijgt op basis van de score op items 1 t/m 40, kunt u een stadiumindicatie 1 of 2 verkrijgen met behulp van de kwalitatieve analyse. Zie hiervoor paragraaf 4.11. Markeer de gevonden stadiumindicatie bij 'Stadiumindicatie' van het overzicht van de resultaten op het voorblad.
- Stel de differentiaaldiagnosevragen die u eventueel (nog) wilt stellen. Deze worden gescoord in het DDV-schema onderaan de vragenlijst. Informatie over hoe u dit schema invult, vindt u in paragraaf 4.10.
- Vermeld de differentiaaldiagnose(s) waaraan uiteindelijk wordt gedacht bij 'Differentiaaldiagnose' van het overzicht van de resultaten op het voorblad.

Als item 41 t/m 60 ingevuld moeten worden:

- Indien de cliënt een classificatie 'dementie' krijgt, kunt u een stadiumindicatie 1, 2, 3 of 4 verkrijgen.
- Tel hiervoor eerst het aantal 'aanwezig' gescoorde items van item 41 t/m 55 bij elkaar op. Vermeld deze score in het daarvoor bestemde vakje achter 'Totaal 'aanwezig' items 41 t/m 55'.
- Bepaal daarna of tenminste drie van de items 56 t/m 60 'aanwezig' zijn waaronder tenminste twee van de items 57, 59 en 60. Markeer

dit door de 'N' of de 'J' te omcirkelen achter 'Tenminste 3 van de items 56 t/m 60 'aanwezig' waaronder tenminste 2 van de items 57, 59, 60'.
- Ga nu met behulp van paragraaf 4.11 na of de cliënt zich in het tweede, derde of vierde stadium van de dementie bevindt. U kunt de gevonden stadiumindicatie invullen bij 'Stadiumindicatie' van het overzicht van de resultaten op het voorblad.
- Stel de differentiaaldiagnosevragen die u eventueel (nog) wilt stellen. Deze worden gescoord in het DDV-schema onderaan de vragenlijst. Informatie over hoe u dit schema invult, vindt u in paragraaf 4.10.
- Vermeld de differentiaaldiagnose(s) waaraan uiteindelijk wordt gedacht bij 'Differentiaaldiagnose' van het overzicht van de resultaten op het voorblad.

4.7 Afbreekregels

- Als er 3 of minder verschijnselen als 'aanwezig' zijn gescoord bij item 1 t/m 20, dan hoeven de volgende vragen (item 21 t/m 60) niet meer gesteld te worden. Dementie is niet waarschijnlijk (zie paragraaf 4.8).
- Als er 4 of meer verschijnselen van item 1 t/m 20 als 'aanwezig' zijn gescoord, vul dan ook item 21 t/m 40 in.
- Als 8 of meer items van item 1 t/m 20 als 'aanwezig' worden gescoord is de DSVH-uitslag 'dementie'. Vul dan ook de items 21 t/m 60 in.
- Als 10 of meer items van item 1 t/m 40 als 'aanwezig' worden gescoord is de DSVH-uitslag 'dementie'. Vul dan ook de items 41 t/m 60 in.

Scores op item 41 t/m 60 tellen niet mee voor het maken van een classificatie 'dement/niet dement'. Zij kunnen worden gebruikt voor indicaties voor stadium 3 of 4 van dementie (zie paragraaf 4.11).

Items die gescoord zijn als 'karakteristiek', 'niet van toepassing' of die voorzien zijn van een differentiaaldiagnosemarkering worden bij het toepassen van de afbreekregels niet meegeteld.

4.8 Scorecriteria

Afwezigheid dementie

Indien 7 of minder van de items van item 1 t/m 20 als 'aanwezig' worden gescoord is de DSVH-uitslag: 'geen dementie'.

Aanwezigheid van dementie

- Indien 8 of meer items van item 1 t/m 20 als 'aanwezig' worden gescoord,

of

- indien 10 of meer items van item 1 t/m 40 als 'aanwezig' worden gescoord,

dan is de DSVH-uitslag: 'dementie'.

Items die gescoord zijn als 'karakteristiek', 'niet van toepassing' of die voorzien zijn van een differentiaaldiagnosemarkering worden niet meegeteld.

4.9 Heronderzoek

Vul het voorblad in, zoals beschreven in paragaaf 4.6. Vraag ook bij ieder vervolginterview of de betrokken cliënt een ingrijpende gebeurtenis heeft meegemaakt, zoals een operatie, een hoofdtrauma of ernstig ziekzijn sinds de vorige afname. Noteer bij de kolommen 'Afwezig' en 'Aanwezig' weer de afnamedatum in het volgende beschikbare hokje.
Stel vervolgens alle vragen, behalve die als 'karakteristiek' of 'niet van toepassing' werden gescoord bij de vorige afname. Bij verschijnselen die als 'aanwezig' werden gescoord bij de vorige afname kunnen de vragen zo geformuleerd worden: 'Heeft hij nog steeds problemen met ...'; 'Vergeet zij nog steeds...' enzovoort.

Het scoren van de items, het hanteren van de afbreekregels, het maken van de classificatie dement/niet dement, het stellen en scoren van DDV en het uitvoeren van de kwalitatieve analyse gebeurt op dezelfde manier als tijdens eerdere interviews (zie paragraaf 4.6 t/m 4.11).

4.10 Differentiaaldiagnosevragen

De differentiaaldiagnosevragen geven aanwijzingen over de eventuele aanwezigheid van andere stoornissen en helpen bij het stellen van de juiste diagnose. Deze andere aandoeningen zijn, in tegenstelling tot dementie, vaak wel te genezen of te behandelen. De DDV kunnen zowel in de loop van het gehele interview gesteld worden, als na afloop van scoring van de 20, 40 of 60 items. De DDV en een toelichting daarop vindt u in paragraaf 5.2.

Tips

- De DSVH bevat hulpmiddelen waarmee u kunt nagaan of verschijnselen eventueel veroorzaakt zouden kunnen worden door differentiaalproblematiek. Zo worden bij sommige items aanwijzingen gegeven over eventuele andere oorzaken die aan het verschijnsel ten grondslag zouden kunnen liggen (zie paragraaf 5.1). Bij item 24 staat bijvoorbeeld: 'Ga na of er sprake is van achteruitgang in visueel functioneren die tegelijkertijd is begonnen met dit verschijnsel'. Als dat het geval zou zijn, dan zou u daarvan een aantekening kunnen maken op het scoreformulier achter item 24 in de kolom 'Opmerkingen / differentiaaldiagnostiek'. Op deze manier verzamelt u aanwijzingen over differentiaaldiagnose(s) waaraan gedacht kan worden en over welke differentiaaldiagnosevragen er in het interview aan bod zouden moeten komen.
- Een ander belangrijk hulpmiddel is de kolom 'Cluster diff. diag.' op het scoreformulier. In deze kolom staan bij sommige items directe verwijzingen naar mogelijke andere oorzaken.

  De verwijzingen betekenen:

V	visus
G	gehoor
P	pijn
H	hypothyreoïdie
D	depressie
M	medicatie
S	slaap

  Bij positieve scores op de betreffende items (dat wil zeggen, het item wordt als aanwezig gescoord) kunt u de differentiaaldiagnosevragen waarnaar verwezen wordt beantwoorden en zo nagaan of de verandering in functioneren mogelijk het gevolg is van andere aandoeningen. Indien er inderdaad aanwijzingen zijn in de richting van een alternatieve oorzaak van het gedrag, dan omcirkelt u de betreffende letter in de kolom 'Cluster diff. diag.' en schrijft u dat desgewenst ook in de kolom 'Opmerkingen / differentiaaldiagnostiek' achter het betreffende item. Voor een verdere toelichting zie paragraaf 5.2 en 5.2.1.
- In tabel 10 van paragraaf 5.2.1 vindt u een overzicht van de betreffende items met een verwijzing naar de differentiaaldiagnosevragen. Wanneer meerdere items binnen een cluster als 'aanwezig' zijn gescoord, kan dat een indicatie zijn om de bij het cluster horende differentiaaldiagnosevragen te stellen. Aanvullend onderzoek, eventuele behandeling of het inschakelen van professionals op andere gebieden kan dan worden overwogen.

Scoring

Noteer de antwoorden op de DDV, zoals u die vindt in paragraaf 5.2, in het DDV-schema op de laatste pagina van het scoreformulier. Dat doet u als volgt.

- DDV worden beantwoord met 'ja' of 'nee'. Als een DDV met 'ja' wordt beantwoord, noteer dan de afnamedatum in één van de datumvakjes bij het betreffende differentiaalgebied. Zet daarna onder deze datum een kruisje achter het juiste itemnummer. Bijvoorbeeld: 'Als u luider spreekt, lijkt het dan alsof hij het beter verstaat?' (item 2 van het differentiaalgebied 'gehoor') wordt met 'ja' beantwoord. Dan noteert u de afnamedatum in één van de datumvakjes bij 'Gehoor'. Daarna zet u onder deze datum een kruisje achter G2.
- Het differentiaalgebied 'Foliumzuurdeficiëntie' wordt niet door ja/nee vragen vertegenwoordigd, maar door aanwijzingen. U kunt in het schema een aantekening maken onder 'Foliumzuurdeficiëntie' als u denkt dat hier sprake van is.
- Bij sommige DDV wordt gevraagd om informatie te noteren. Dat kunt u doen bij 'opmerkingen' van het betreffende differentiaalgebied.
- Sommige vragen van de DDV kunnen worden overgeslagen als er recent onderzoek is gedaan op het betreffende gebied. Noteer in dat geval de aard en de datum van dit onderzoek bij 'opmerkingen' bij het betreffende gebied in het schema. U kunt hiervan, indien gewenst, ook nog een aantekening maken bij 'Differentiaaldiagnose' of bij 'Opmerkingen / Ingrijpende gebeurtenissen' op het voorblad.

De differentiaaldiagnose(s) waaraan uiteindelijk wordt gedacht, vermeldt u bij 'Differentiaaldiagnose' van het overzicht van de resultaten op het voorblad.

4.11 Suggesties voor kwalitatieve analyse

Indicatie voor het tweede stadium:

- aan de criteria voor aanwezigheid van dementie is voldaan,

én

- het aantal 'aanwezige' items van item 1 t/m 40 is 17 of meer.

Indicatie voor het derde stadium:

- aan de criteria van het tweede stadium is voldaan,

én

- het aantal 'aanwezige' items van item 41 t/m 55 is 7 of meer.

Indicatie voor het vierde stadium:
- aan de criteria van het derde stadium is voldaan,

én
- tenminste 3 van de items 56 t/m 60 zijn 'aanwezig' waaronder tenminste 2 van de items 57, 59 en 60.

4.12 Aandachtspuntenlijst veroudering bij mensen met een verstandelijke handicap voor begeleiders (AVB)

Vooral directe ondersteuners kennen de cliënten goed; zij maken hen dagelijks mee. Samen met familie kennen zij de cliënten in hun dagelijkse doen het beste. Om goed zicht te krijgen in het functioneren van cliënten is dus vooral de informatie van familie en directe ondersteuners belangrijk.
Voor directe ondersteuners is een aandachtspuntenlijst gemaakt, de AVB (Aandachtspuntenlijst veroudering bij mensen met een verstandelijke handicap voor begeleiders). Deze is gebaseerd op vragen uit de DSVH (Dementieschaal voor mensen met een verstandelijke handicap). Via de aandachtspuntenlijst kunnen ouderdomsaandoeningen of kenmerken van dementie in kaart worden gebracht. Vervolgens kunnen de ondersteuners betere informatie geven over het functioneren van cliënten aan andere professionals binnen het ondersteuningsteam. Mede op basis daarvan kunnen geschikte ondersteuningsplannen worden gemaakt of bestaande plannen worden aangepast. De informatie die met deze aandachtspuntenlijst wordt verzameld, kan ook gebruikt worden in een gesprek met gedragsdeskundigen, waarin een dementieschaal wordt ingevuld, bijvoorbeeld de DSVH.
Het is uitdrukkelijk niet de bedoeling dat deze aandachtspuntenlijst wordt gebruikt als screeningslijst of als vervanging van vragenlijsten voor het vaststellen van dementie of veroudering. Zie het als een ruggensteun voor directe begeleiders om de vaardigheden en het gedrag van cliënten globaal en op eenvoudige wijze inzichtelijk te maken en als hulpmiddel voor het maken of aanpassen van ondersteuningsplannen.
De AVB is beschikbaar via Testweb, http://www.testweb.bsl.nl/tests/dsvh/.

Casus

Meneer van Sitteren (53 jaar) is een man met een ernstige verstandelijke handicap, die sinds kort in een woonbegeleidingscentrum (WBC) woont. Daarvoor woonde hij bij zijn ouders. De eerste maanden na zijn verhuizing naar het WBC is hij vaak verdrietig omdat hij zijn ouders mist. Hij gaat nog vaak bij hen op bezoek en zijn ouders en broers komen iedere week bij hem langs. Hij richt zijn kamer zo in dat deze op zijn kamer thuis lijkt. Hij kan het goed vinden met een van de andere bewoners van het WBC. Zo went hij geleidelijk aan zijn nieuwe woonsituatie.
De landelijke richtlijnen (Meeusen & Geus, 2005) raden aan van iedere 50-plusser met een verstandelijke handicap (40-plussers met een (zeer) ernstige verstandelijke handicap of het syndroom van Down) een DSVH in te vullen. Daarom werd dit ook voor meneer van Sitteren gedaan. Net na de verhuizing naar het WBC scoort hij 'aanwezig' op 8 items van item 1 t/m 20 en op 9 items van item 1 t/m 40. Twee van deze items (item 11 en 13) hebben echter een differentiaaldiagnose- aantekening. Deze items worden dan ook niet meegeteld, waardoor de scores van meneer van Sitteren uitkomen op 6 (item 1 t/m 20) en 7 (item 1 t/m 40). Meneer van Sitteren krijgt daarmee de classificatie 'niet dement'. Met behulp van de clusters voor differentiaaldiagnostiek wordt duidelijk dat meneer van Sitteren voornamelijk 'aanwezig' scoort op de items die onder de differentiaaldiagnose 'depressie' vallen. Terecht wordt ook rekening gehouden met het feit dat hij net is verhuisd en mogelijk getraumatiseerd is. Daarom worden ook de differentiaaldiagnosevragen ingevuld. Meneer van Sitteren blijkt 'ja' te scoren op 3 van de 4 DDV-vragen van het differentiaalgebied 'depressie'. Er wordt afgesproken dat de DSVH na een half jaar opnieuw wordt ingevuld. Na deze periode blijkt dat meneer van Sitteren op 1 item van item 1 t/m 20 'aanwezig' scoort. Meneer van Sitteren heeft zijn draai in het WBC blijkbaar gevonden. De diagnose dementie werd na de eerste afname terecht niet gesteld.

DEMENTIESCHAAL VOOR MENSEN MET EEN VERSTANDELIJKE HANDICAP
DSVH

Gegevens

Naam: Dhr. Van Sitteren (m)/v
Adres: Doelenlaan 6B
Den Haag
Geboortedatum: 19-01-1955

Downsyndroom
[X] Nee [ ] Ja, trisomie [ ] mozaïek [ ] translocatie [ ]

Gehoorverlies
[ ] Nee [X] Ja

Epilepsie
[X] Nee [ ] Ja

Niveau verstandelijke handicap
(hoogst bereikte niveau van functioneren op volwassen leeftijd)
[ ] Licht [ ] Matig
[X] Ernstig [ ] Zeer ernstig

Sociaal-emotionele leeftijd: 2 jaar

Aangeboren hartafwijking:
[X] Nee [ ] Ja

Cataract
[X] Nee [ ] Ja

Hypothyreoïdie
[X] Nee [ ] Ja, jaar van behandeling: ______

Resultaten

Afnamedatum	01-05-2006	10-12-2006	
Afgenomen door	J. van Doorn	R. de Clerq	
Informanten	1. Y. Willems 2.	1. Y. Willems 2.	1. 2.
Dementie	Ja / (Nee)	Ja / (Nee)	Ja / Nee
Stadiumindicatie	1 / 2 / 3 / 4	1 / 2 / 3 / 4	1 / 2 / 3 / 4
Differentiaaldiagnose	Vermoeden van depressie. Zie DDV en cluster diff. diag. Herafname geïndiceerd over ± 6 maanden.		
Opmerkingen / Ingrijpende gebeurtenissen	02-2001 Verhuizing met ouders. 07-2002 Verbouwing in huis. 03-2002 Brand in huis. 03-2006 Verhuizing Doelenlaan.		

Bohn Stafleu van Loghum
Springer Media

Figuur 4.1 *Ingevuld scoreformulier*

	Items	Nvt	Afwezig Datum			Karakteristiek	Aanwezig Datum			Cluster diff. diag.	Opmerkingen / differentiaaldiagnostiek
			05/06	12/06			05/06	12/06			
1	Vergeet tijdens dagelijkse routinebezigheden wat hij aan het doen is (eten, verzorging, tafel dekken).		X	X						V H D S	
2	Verliest voorwerpen die voor hem van waarde zijn of legt ze op een verkeerde plaats terug.			X			X			V H D	Is vaak ADO-pet kwijt waar hij aan gehecht is (mei 06).
3	Vergeet woorden of namen van gewone voorwerpen, heeft woordvindingsproblemen.		X	X						S	
4	Vergeet de namen van kennissen (bijvoorbeeld van huisgenoten, collega's), maar kent nog wel de namen van dierbare vrienden of verwanten.		X	X							Moet wennen aan veel nieuwe namen (mei 06).
5	Toont een veranderd tijdsbesef: wordt 's nachts wakker en gedraagt zich dan alsof het ochtend is en tijd is om op te staan.		X	X							
6	Vergist zich met betrekking tot de tijd van bepaalde activiteiten gedurende de dag of week.		X	X							
7	Begrijpt soms verbale aanwijzingen niet, die vroeger wel werden begrepen.						X	X		(G) H D M S	Begrijpt aanwijzingen niet (mei 06). Idem dec. 06.
8	Toont achteruitgang in ruimtelijke oriëntatie, heeft bijvoorbeeld problemen om bekende plaatsen in huis – zoals toilet of slaapkamer – te vinden.		X	X						V	
9	Toont vermindering in frequentie en hoeveelheid van spraak (of gebarentaal).			X			X			G (D) S	Spreekt weinig. Sprak thuis veel meer (mei 06).
10	Gaat niet goed met de stoel aan tafel zitten, schuift niet goed aan, kan vallen.		X	X						V P	

Bohn Stafleu van Loghum
Springer Media

	Items	Nvt	Afwezig Datum 05/06	Afwezig Datum 12/06		Karakteristiek	Aanwezig Datum 05/06	Aanwezig Datum 12/06		Cluster diff. diag.	Opmerkingen / differentiaaldiagnostiek
11	Toont ongewone geïrriteerdheid, is makkelijker van streek.			X			X			G P H (D) M S	Huilt vaak door gemis ouders (mei 06).
12	Is niet bereid deel te nemen aan bekende sociale of arbeidsactiviteiten.			X			X			V (G) P (D) M S	Is teruggetrokken. Was thuis actiever (mei 06). Doet weer goed mee (dec. 06).
13	Toont verlies van interesse in voorwerpen, handenarbeid, gebeurtenissen die vroeger favoriet waren.			X			X			V P H (D) M S	Lijkt depressief (mei 06). Is weer geïnteresseerd (dec. 06).
14	Is minder frequent in staat zichzelf bezig te houden.		X	X						P D S	
15	Is minder geïnteresseerd in activiteiten van anderen.			X			X			V (G) (D) M S	
16	Is periodiek minder alert en oplettend, oogcontact is minder frequent.			X			X			V (G) H (D) M S	Ouders vinden hem minder alert (mei 06). Dec. 06: geen probleem meer.
17	Toont algemene vertragingen in bewegingen.		X	X						V P H M S	
18	Is soms onbedoeld incontinent voor urine, heeft soms 'een ongelukje'.		X	X						M	
19	Toont achteruitgang in aan- en uitkleden (geen dwangmatig gedrag of dwangmatig bezig zijn met kleden).					X				V P D M S	
20	Onthoudt de handelingen van een voorgenomen actie niet lang genoeg meer om die actie geheel uit te voeren.		X	X							
	Totaal 'aanwezig' items 1 t/m 20						6	1			
	Dementie						J/(N)	J/(N)	J/N		

≤ 3 aanwezig: klaar met afname
≥ 4 aanwezig: 21 t/m 40 afnemen
≥ 8 aanwezig: 21 t/m 60 afnemen
Dementie indien: ≥ 8 aanwezig

 ISBN 978 90 313 8632 1

Bohn Stafleu van Loghum
Springer Media

	Items	Nvt	Afwezig Datum			Ka-rakte-ristiek	Aanwezig Datum			Cluster diff. diag.	Opmerkingen / differentiaaldiagnostiek
			05/06				05/06				
21	Toont verlies van schrijf-, lees- of tekenvaardigheden.	X								V	
22	Wil zekerheid dat de begeleider in de buurt is, lijkt ongerust als hij alleen wordt gelaten. Gaat vaker na of de begeleider in de buurt is.		X							D	
23	Kent het verschil tussen ontbijt en avondeten niet meer, heeft gewone reactie op het ontbijt en avondeten verloren.		X								Wel weinig trek.
24	Weet soms niet wat hij moet doen met alledaagse voorwerpen, zoals een kopje, bestek, toilet.		X							V H	
25	Weet gebeurtenissen van de vorige dag of van een eerder moment op dezelfde dag niet meer.	X									Spreekt daar niet over.
26	Spreekt over gebeurtenissen uit het verleden alsof ze onlangs hebben plaatsgevonden.	X									Spreekt daar bijna nooit over. Beperkte taal.
27	Herhaalt eenvoudige bewegingen die eigenlijk al klaar zijn (geen stereotiepe bewegingen of obsessief dwangmatig gedrag).		X								
28	Toont verlies van tast.		X							V	
29	Begint minder vaak uit zichzelf te praten, maakt minder gebaren indien hij niet spreekt.		X							G D	
30	Spraak is langzamer of minder verstaanbaar dan vroeger.					X				G	Spreekt niet veel. Is slecht verstaanbaar.

Bohn Stafleu van Loghum
Springer Media

	Items	Nvt	Afwezig Datum			Karakteristiek	Aanwezig Datum			Cluster diff. diag.	Opmerkingen / differentiaaldiagnostiek
			05/06				05/06				
31	Mompelt, spraak is moeilijk te verstaan.					X				G	*Spreekt niet veel meer. Is slecht verstaanbaar.*
32	Toont toenemende signalen van verdriet, jammert of huilt meer.						X			P Ⓓ	*Huilt paar keer per dag (mei 06).*
33	Is angstiger dan voorheen.		X								
34	Spontane activiteiten die voor hem kenmerkend waren, zijn zeldzaam.		X							P D	
35	Slaat anderen of voorwerpen uit frustratie.		X							S	
36	Heeft een verstoorde diepteperceptie.		X							V	
37	Struikelt, helt over, verliest af en toe het evenwicht.		X							V P M	
38	Bewegingen zijn zowel langzaam als onhandig.		X							V P M	
39	Is, niet opzettelijk, incontinent voor ontlasting.		X							M	
40	Toont verlies van fijne motoriek.		X							V P	

Totaal 'aanwezig' items 1 t/m 40	7		
Dementie	J/Ⓝ	J/N	J/N

≤ 9 aanwezig: klaar met afname
≥ 10 aanwezig: 41 t/m 60 afnemen
Dementie indien:
≥ 8 aanwezig item 1 t/m 20 óf
≥ 10 aanwezig item 1 t/m 40

 ISBN 978 90 313 8632 1

Bohn Stafleu van Loghum
Springer Media

DDV-SCHEMA

Visus (V)

Datum:		Datum:		Datum:	
V1		V1		V1	
V2		V2		V2	
V3		V3		V3	
V4		V4		V4	

opmerkingen:

Gehoor (G)

Datum:		Datum:		Datum:	
05-06					
G1		G1		G1	
G2	X	G2		G2	
G3		G3		G3	
G4	X	G4		G4	

opmerkingen:

Resultaat gehooronderzoek:
rechts 20 db verlies
links 25 db verlies

Pijn (P)

Datum:		Datum:		Datum:	
P1		P1		P1	
P2		P2		P2	
P3		P3		P3	
P4		P4		P4	

opmerkingen:

Hypothyreoïdie (H)

Datum:		Datum:		Datum:	
H1		H1		H1	
H2		H2		H2	
H3		H3		H3	
H4		H4		H4	
TSH		TSH		TSH	

opmerkingen:

Depressie (D)

Datum:		Datum:		Datum:	
05-06					
D1	X	D1		D1	
D2	X	D2		D2	
D3		D3		D3	
D4	X	D4		D4	

opmerkingen:

Meneer maakt depressieve indruk.
Herafname over 6 maanden.
Verschijnselen dateren van na de verhuizing in maart.

Medicatie (M)

Datum:		Datum:		Datum:	
M1		M1		M1	

opmerkingen:

Foliumzuurdeficiëntie

Datum:	Datum:	Datum:

opmerkingen:

CVA

Datum:		Datum:		Datum:	
C1		C1		C1	
C2		C2		C2	
C3		C3		C3	
C4		C4		C4	

opmerkingen:

Slaap (S)

Datum:		Datum:		Datum:	
S1		S1		S1	
S2		S2		S2	
S3		S3		S3	
S4		S4		S4	

opmerkingen:

 ISBN 978 90 313 8632 1

Bohn Stafleu van Loghum
Springer Media

Items en differentiaaldiagnose-vragen

5

5.1 Toelichting op de items

De DSVH is een gedragsbeoordelingsschaal. De schaal moet worden ingevuld op basis van interviews met informanten die het gedrag van de cliënt goed kennen. Specifieke gedragsobservaties zijn niet nodig, tenzij aanvullende informatie noodzakelijk is om een score aan items te kunnen toekennen.
Bij vrijwel iedere vraag wordt een toelichting gegeven en soms enkele voorbeelden. Er hoeft niet letterlijk aan de omschrijving in de toelichting of de voorbeelden voldaan te worden om een vraag als 'aanwezig' te scoren. De omschrijving is een *indicatie* voor het bedoelde gedrag; het gedrag kan ook een iets andere vorm aannemen, afhankelijk van factoren als temperament, aangeleerd gedrag en sociale en fysieke omstandigheden.

Items

1 **Vergeet tijdens dagelijkse routinebezigheden wat hij aan het doen is (eten, verzorging, tafel dekken).**
Vergeet in welke volgorde handelingen moeten gebeuren. Loopt bijvoorbeeld deels aangekleed weg of staat op voordat de maaltijd is afgelopen. Dit item wordt *niet* als 'aanwezig' gescoord als betrokkene ergens mee stopt omdat hij geen zin meer heeft.

2 **Verliest voorwerpen die voor hem van waarde zijn of legt ze op een verkeerde plaats terug.**
Heeft een favoriet voorwerp (bijvoorbeeld een radio, portemonnee of speelgoed) dat hij op een verkeerde plaats neerlegt of niet meer kan vinden. Dit item heeft ook betrekking op bijvoorbeeld het leggen van diepvriesproducten in de kast of tissues in de koelkast.
- Noteer op het scoreformulier wat de waardevolle objecten van deze persoon zijn.
- Scoor 'Nvt' indien de betrokkene geen voor hem waardevolle voorwerpen bezit.

3 **Vergeet woorden of namen van gewone voorwerpen, heeft woordvindingsproblemen.**
Stopt midden in een zin om een bekend woord te zoeken of wijst naar een voorwerp en heeft moeite het te benoemen. Geeft voorwerpen de verkeerde naam, zegt bijvoorbeeld 'handschoenen' tegen sokken.
- Scoor 'Nvt' indien de betrokkene geen of weinig expressieve taal beheerst.

4 **Vergeet de namen van kennissen (bijvoorbeeld van huisgenoten, collega's), maar kent nog wel de namen van dierbare vrienden of verwanten.**
Let op: dit item heeft *geen* betrekking op het vergeten van namen van personen die de betrokkene recent heeft leren kennen.

5 **Toont een veranderd tijdsbesef: wordt 's nachts wakker en gedraagt zich dan alsof het ochtend is en tijd is om op te staan.**
Staat bijvoorbeeld 's nachts op, kleedt zich aan of bereidt zich anderszins voor op de dag. Dit item heeft betrekking op handelingen die samenhangen met de ochtend. Het item heeft geen betrekking op het 's nachts rondwandelen wegens slaapstoornissen.
– Vergelijk met item 45.

6 **Vergist zich met betrekking tot de tijd van bepaalde activiteiten gedurende de dag of week.**
Interpreteert bijvoorbeeld het uitkleden als tijd om zich aan te kleden en aan de dag te beginnen. Herkent aanwijzingen voor tijdstippen niet meer, bijvoorbeeld koffietijd, lunchtijd of rituelen bij het naar bed gaan. Krijgt moeite met het schatten van de tijd of het gebruik van een kalender.

7 **Begrijpt soms verbale aanwijzingen niet, die vroeger wel werden begrepen.**
Reageert niet op verbale opdrachten zoals hij dat vroeger deed; het lijkt erop dat hij niet begrijpt wat er wordt bedoeld. De betrokkene lijkt niet te weten wat hij met de verbale opdracht moet doen.
- Ga na of de informant geprobeerd heeft er zeker van te zijn dat de betrokkene de opdracht heeft gehoord. Noteer op het scoreformulier het liefst een opmerking als 'zelfs toen de begeleiders er zeker van waren dat hij het had gehoord'.

8 **Toont achteruitgang in ruimtelijke oriëntatie, heeft bijvoorbeeld problemen om bekende plaatsen in huis – zoals toilet of slaapkamer – te vinden.**
Het gaat bij dit item om ruimtelijke vaardigheden, zoals het vermogen om ruimtelijke aanwijzingen te gebruiken om bekende plaatsen of kamers te herkennen. Vraagt bijvoorbeeld waar hij is,

terwijl hij in zijn eigen slaapkamer is. Bij personen die zelfstandig met het openbaar vervoer kunnen gaan, kan het opeens verdwalen van of naar het werk een aanwijzing zijn voor oriëntatieproblemen.

- Ga na of er eventueel sprake is van achteruitgang in visueel functioneren die tegelijkertijd is begonnen met dit verschijnsel. Noteer 'visueel functioneren' in de kolom 'Opmerkingen / differentiaaldiagnostiek' als dit het geval is.
- Vergelijk met item 46.

9 **Toont vermindering in frequentie en hoeveelheid van spraak (of gebarentaal).**
Converseert of spreekt zoals gewoonlijk, maar minder vaak; de antwoorden zijn korter.

10 **Gaat niet goed met de stoel aan tafel zitten, schuift niet goed aan, kan vallen.**
Heeft minder lichaamsbesef, gaat niet goed op een stoel zitten, zit bijvoorbeeld op het randje van de stoel en valt er misschien af.

11 **Toont ongewone geïrriteerdheid, is makkelijker van streek.**
Reageert vaker negatief dan vroeger, zelfs bij onbelangrijke gebeurtenissen.

12 **Is niet bereid deel te nemen aan bekende sociale of arbeidsactiviteiten.**
Is onwillig om bekende activiteiten die deelname of concentratie vereisen uit te voeren; weigert wellicht. Weigert aan activiteiten deel te nemen die fysieke inspanning vereisen, maar geniet wel van passieve activiteiten.

13 **Toont verlies van interesse in voorwerpen, handenarbeid, gebeurtenissen die vroeger favoriet waren.**
Besteedt minder tijd aan voormalige hobby's of activiteiten, zoals lezen, kleuren, breien, bowlen, naar de kerk gaan of naar de radio luisteren.

- Vraag na of dit interesseverlies samenvalt met achteruitgang van het visueel functioneren. Noteer 'visueel functioneren' in de kolom 'Opmerkingen / differentiaaldiagnostiek' als dat het geval is.

14 **Is minder frequent in staat zichzelf bezig te houden.**
Toont minder initiatief dan voorheen om zichzelf bezig te houden, zoals met tijdschriften, puzzels, tv.

- Vraag na of deze afname samenvalt met achteruitgang van het visueel functioneren. Noteer 'visueel functioneren' in de kolom 'Opmerkingen / differentiaaldiagnostiek' als dat het geval is.

15 **Is minder geïnteresseerd in activiteiten van anderen.**
Maakt minder opmerkingen over anderen, lijkt minder dan voorheen op anderen te letten en reageert minder op sociaal contact. Is

meer teruggetrokken en brengt minder tijd door met huisgenoten dan voorheen.

16 **Is periodiek minder alert en oplettend, oogcontact is minder frequent.**
Zit bewegingsloos, reageert eventjes niet op conversatie en lijkt dan ineens weer betrokken te zijn. Het oogcontact is minder frequent. Dit doet zich voor terwijl de betrokkene wel in staat is te antwoorden met oogcontact of spraak. Het bewustzijn is soms verminderd, maar het gaat niet om dutjes.
- Ga na of de betrokkene epilepsieabsences, periodes van zich afzonderen of slaapapneu heeft. Noteer dit in de kolom 'Opmerkingen / differentiaaldiagnostiek' als dat het geval is.

17 **Toont algemene vertragingen in bewegingen.**
Het lopen door een kamer of het opstaan uit een stoel is langzamer geworden. De snelheid waarmee bijvoorbeeld naar een object gereikt wordt of bestek gebruikt wordt, is afgenomen.
- Vergelijk met item 38.

18 **Is soms onbedoeld incontinent voor urine, heeft soms 'een ongelukje'.**
Dit item betreft het verlies van controle over de sluitspieren of het verlies van het besef naar het toilet te moeten gaan om te plassen.
- Vergelijk met items 39, 52 en 59.

19 **Toont achteruitgang in aan- en uitkleden (geen dwangmatig gedrag of dwangmatig bezig zijn met kleden).**
Begint moeite te krijgen met het kiezen van kleding of begint kleren te dragen die niet passen bij het weer. Begint kleding achterstevoren of op een andere manier foutief aan te trekken.
Deze vraag gaat *niet* over het dwangmatig omkleden gedurende de dag, of het dwangmatig altijd dezelfde kleren willen dragen of het dwangmatig willen dragen van bijvoorbeeld drie truien.
- Scoor het item als 'Nvt' indien de betrokkene door begeleiders wordt aan- en uitgekleed en zelf niet meehelpt.
- Indien de betrokkene overdadig veel kleding aantrekt, alsof hij het koud heeft, kan dat wijzen op hypothyreoïdie of een slechte bloedcirculatie. Noteer dit in de kolom 'Opmerkingen / differentiaaldiagnostiek'.
- Vergelijk met item 43.

20 **Onthoudt de handelingen van een voorgenomen actie niet lang genoeg meer om die actie geheel uit te voeren.**
Begint met een eenvoudige actie, maar deze wordt niet afgemaakt door vergeetachtigheid. Bijvoorbeeld de betrokkene wil een tijdschrift pakken dat aan de andere kant van de kamer ligt. Hij begint

ernaartoe te lopen, maar vergeet wat hij ging doen en blijft stilstaan of gaat zitten. Of de betrokkene bladerde graag door een tijdschrift, maar houdt nu het tijdschrift, nadat hij het gepakt heeft, alleen nog maar vast zonder te bladeren.

21 **Toont verlies van schrijf-, lees- of tekenvaardigheden.**
Schreef vroeger korte zinnen, maar schrijft nu slechts een paar woorden of namen. Schreef vroeger zijn naam, maar schrijft nu alleen de eerste letters van zijn naam. Leesvaardigheden zijn duidelijk verminderd.
- Scoor het item als 'Nvt' indien de betrokkene nooit heeft kunnen schrijven, lezen of tekenen.

22 **Wil zekerheid dat de begeleider in de buurt is, lijkt ongerust als hij alleen wordt gelaten. Gaat vaker na of de begeleider in de buurt is.**
Wil niet dat begeleiders hem lang alleen laten in een kamer. Is wellicht bang of wil zekerheid door iemands aanwezigheid.

23 **Kent het verschil tussen ontbijt en avondeten niet meer, heeft gewone reactie op ontbijt en avondeten verloren.**
Kende vroeger het verschil tussen ontbijt(tijd) en avondeten(tijd). Noemt nu bijvoorbeeld alle maaltijden 'ontbijt'. Deze vraag gaat over het verlies van besef van welke maaltijd de betrokkene eet of over het vergeten dat hij zojuist heeft gegeten. Deze vraag gaat *niet* over personen die overmatig veel eten.

24 **Weet soms niet wat hij moet doen met alledaagse voorwerpen, zoals een kopje, bestek, toilet.**
Dit item betreft een falend geheugen of begrip, het betreft *niet* een slecht visueel functioneren.
- Ga na of er sprake is van achteruitgang in visueel functioneren die tegelijkertijd is begonnen met dit verschijnsel. Noteer 'visueel functioneren' in de kolom 'Opmerkingen / differentiaaldiagnostiek' als dat het geval is.

25 **Weet gebeurtenissen van de vorige dag of van een eerder moment op dezelfde dag niet meer.**
Lijkt niets te weten van gebeurtenissen van bijvoorbeeld 's morgens of van de vorige dag. Dat valt vooral op wanneer er iets bijzonders is gebeurd. Bijvoorbeeld de betrokkene is op verjaardagsvisite geweest, maar reageert noch verbaal, noch non-verbaal als er later over die gebeurtenis wordt gesproken.

26 **Spreekt over gebeurtenissen uit het verleden alsof ze onlangs hebben plaatsgevonden.**
Spreekt over gebeurtenissen van jaren terug alsof ze in de afgelopen 24 uur gebeurd zijn. Spreekt over iemand die hij jaren niet

heeft gezien of over een overleden persoon alsof ze die dag samen opgetrokken zijn.

27 **Herhaalt eenvoudige bewegingen die eigenlijk al klaar zijn (geen stereotype bewegingen of obsessief dwangmatig gedrag).**
Verricht een bekende doelgerichte actie keer op keer, terwijl de taak al is afgelopen. Bijvoorbeeld het bord leeg schrapen terwijl het al leeg is, een handdoek steeds opnieuw opvouwen, dezelfde hoek van het bed steeds weer opmaken, een bord steeds opnieuw afwassen. Dit betreft het herhalen van een bekend deel van een taak waarbij niet wordt opgemerkt dat de taak al gedaan is. De vraag gaat *niet* over stereotiep gedrag (fladderen, bonken) dat de betrokkene (bijna) zijn gehele leven heeft gedaan. De vraag gaat ook *niet* over het herhaaldelijk neerleggen van voorwerpen in een vaste volgorde, het herhaaldelijk wassen of over verzamelwoede, die kenmerkend zijn voor obsessief gedrag. Iemand kan zowel dwangmatig gedrag vertonen als moeite hebben om het afsluiten van een taak te begrijpen (zoals beschreven in dit item).

28 **Toont verlies van tast.**
Houdt bijvoorbeeld een voorwerp, zoals een lepel of tijdschrift vast, lijkt dan te vergeten dat er iets in zijn hand of op schoot is, en daardoor valt het voorwerp. Een ander voorbeeld is dat de betrokkene met bijvoorbeeld een kopje loopt, maar het niet terugzet op de tafel en niet lijkt te beseffen dat hij het kopje nog vasthoudt.

29 **Begint minder vaak uit zichzelf te praten, maakt minder gebaren indien hij niet spreekt.**
Begint zelf zelden een gesprek, maar antwoordt wel op vragen. Het gaat in dit item om een vermindering van spontane, zelf begonnen spraak. Het item gaat ook over vermindering van het gebruik van non-verbale taal, bijvoorbeeld met behulp van gebaren.
- Vergelijk met item 9, dat gaat over vermindering van de totale hoeveelheid spraak.

30 **Spraak is langzamer of minder verstaanbaar dan vroeger.**

31 **Mompelt, spraak is moeilijk te verstaan.**
De woorden zijn slecht gearticuleerd. Dit item betreft de verstaanbaarheid van de spraak, *niet* de inhoud van de woorden.

32 **Toont toenemende signalen van verdriet, jammert of huilt meer.**
Is verdrietiger en dit wordt vaker geuit door geluid (bijvoorbeeld door huilen, jammeren of schreeuwen) dan door spraak.

33 **Is angstiger dan voorheen.**
Is angstiger dan voorheen om bepaalde dingen te doen, zoals in een auto stappen of meegaan met uitstapjes.
- Indien het begin van dit verschijnsel samenvalt met vermindering van diepteperceptie, noteer dan 'diepteperceptie' in de kolom 'Opmerkingen / differentiaaldiagnostiek'. Vermindering van diepteperceptie kan bijvoorbeeld blijken uit angst om op de trap te lopen of angst om in bad te stappen.
- Vergelijk met item 36.

34 **Spontane activiteiten die voor hem kenmerkend waren, zijn zeldzaam.**
Bij personen met een lichte of matige verstandelijke handicap gaat het in dit item om meer dan één activiteit die zeldzaam wordt. Indien er slechts één activiteit zeldzaam is geworden, ga dan na of er een ingrijpende gebeurtenis is geweest. Zo ja, noteer deze in de kolom 'Opmerkingen / differentiaaldiagnostiek'. Indien de betrokkene een (zeer) ernstige verstandelijke handicap heeft, kunnen de kenmerkende activiteiten die zeldzaam zijn geworden eenvoudig zijn, zoals het spelen met een kledingstuk.

35 **Slaat anderen of voorwerpen uit frustratie.**
Slaat anderen of voorwerpen, wellicht uit frustratie of kwaadheid, bijvoorbeeld omdat hij iets niet begrijpt. Vroeger zou de betrokkene geklaagd hebben, maar door verlies van gesproken taal gaat hij lichaamstaal gebruiken of duwen.
Markeer dit item *niet* als 'aanwezig' als dit slechts één keer gebeurde of wanneer het om een uitgelokte situatie gaat.

36 **Heeft een verstoorde diepteperceptie.**
Neemt bijvoorbeeld een grote stap over een kier of scheur in het vloeroppervlak of voor een kleine afstap. Weigert om over te stappen van stenen op gras of van tapijt op zeil, vooral als de ruimte slecht verlicht is.
- Scoor 'Nvt' indien de betrokkene al jaren blind is of niet ambulant.
- Scoor 'Karakteristiek' indien de betrokkene dit gedrag al vertoonde voor de recente veranderingen.
- Indien dit item betrekking heeft op recente veranderingen in visueel functioneren, noteer dan 'visueel' in de kolom 'Opmerkingen / differentiaaldiagnostiek'.
- Vergelijk met item 33.

37 **Struikelt, helt over, verliest af en toe het evenwicht.**
- Noteer 'visueel functioneren' in de kolom 'Opmerkingen / differentiaaldiagnostiek' als het struikelen veroorzaakt wordt door

het vallen over niet opgemerkte objecten in plaats van door verlies van evenwicht.
- Indien de betrokkene naar één kant overhelt, noteer dit dan in de kolom 'Opmerkingen / differentiaaldiagnostiek' en ga de DDV na met betrekking tot CVA.

38 **Bewegingen zijn zowel langzaam als onhandig.**
Komt bijvoorbeeld langzaam en onhandig uit bed of uit een stoel.
- Vergelijk met item 17.

39 **Is, niet opzettelijk, incontinent voor ontlasting.**
Dit item betreft incontinentie voor ontlasting. Het item betreft *niet* het niet goed afvegen van de billen. Het betreft ook niet het incontinent zijn gedurende een epileptische aanval bij iemand die gewoonlijk continent is.
- Scoor 'Nvt' indien de betrokkene een stoma heeft.
- Vergelijk met items 18, 52 en 59.

40 **Toont verlies van fijne motoriek.**
Bijvoorbeeld bij het gebruik van bestek, het aan- en uitkleden, kleuren. Verliest bijvoorbeeld grijp- en handelingsvaardigheden bij het vasthouden van een lepel of potlood, het dicht- of openmaken van knopen, of bij andere hem bekende handvaardigheden.

41 **Gebruikt foutief één naam om meerdere personen aan te duiden.**
Gebruikt een voornaam, zoals 'Annie' om meer dan één persoon aan te duiden, soms voor mannen en vrouwen. Dit item betreft *niet* het aanspreken van begeleiders als 'zuster', of het gebruik van 'mevrouw' voor alle vrouwen.
- Vergelijk met item 4.

42 **Herkent dierbare vrienden/familie niet meer of is hun namen vergeten.**
Dit item gaat bijvoorbeeld over begeleiders die de betrokkene al lang kent of over dierbare vrienden. Het item gaat niet over begeleiders die de betrokkene pas kortgeleden heeft ontmoet of pas na de start van de dementie. Voor personen zonder expressief taalgebruik kan het gaan om het verlies van kenmerkende reacties bij het zien van een dierbare vriend of familielid, zoals omhelzen of toelachen.
- Vergelijk met item 4.

43 **Heeft intensieve begeleiding nodig bij het aan- en uitkleden in verband met vergeetachtigheid.**
Moet door begeleiders worden aangekleed omdat hij niet meer weet hoe hij zich moet aankleden.
- Vergelijk met item 19.

44 **Moet worden geholpen met eten door begeleiders omdat hij telkens vergeet te eten tijdens de maaltijd.**
Moet er frequent aan herinnerd worden verder te gaan met eten omdat hij vergeet dat hij aan het eten is. Dit komt zo vaak voor dat de betrokkene regelmatig door begeleiders geholpen moet worden met eten om er zeker van te zijn dat er voldoende gegeten wordt.
– Vergelijk met item 57.

45 **Heeft een verminderd besef van dag en nacht, laat niet meer de normale reactie op bijvoorbeeld de ochtend zien.**
Handelt anders dan gewoonlijk bij het ontbijten, baden, aan-, uitkleden of het naar bed gaan. Of bij het donker worden of wanneer het licht uitgaat. Blijft tot heel laat op, omdat hij zich niet realiseert dat het al lang bedtijd is.
– Vergelijk met item 5.

46 **Kan de weg naar bekende plaatsen of ruimtes niet meer vinden, heeft begeleiding nodig om er te komen.**
Betrokkene kan de weg naar bijvoorbeeld de eettafel of het toilet niet meer zelfstandig vinden en blijft stilstaan. Komt zonder begeleiding niet op de bestemde plaats. Dit item betreft het verlies van het kunnen herkennen van oriëntatiepunten en van het ruimtelijk geheugen. Het item betreft *niet* het verlies van ambulantie of slecht visueel functioneren.
– Vergelijk met item 8.

47 **Heeft geen besef van de omgeving, lijkt niet te begrijpen waar hij is.**
Lijkt niet te beseffen waar hij is, kijkt niet langer om zich heen of observeert het komen en gaan van anderen niet meer. Reageert minimaal, zowel in een bekende als in een onbekende ruimte.

48 **Toont duidelijk verminderde reacties op personen of stimuli.**
Het gaat in dit item om een minimale respons op bijna alles. Het betreft hier een ernstiger stadium van verminderd reageren dan bij items 14 en 15.

49 **Toont zelden gezichtsexpressies, heeft een maskerachtige gelaatsuitdrukking.**
Kan soms nog wel licht glimlachen, maar veranderingen in gezichtsuitdrukking zijn zeldzaam geworden.

50 **Heeft hangende oogleden.**

51 **Toont onwillekeurige schokken of spiersamentrekkingen.**
Er komen korte onwillekeurige spiersamentrekkingen (myoclonus) of plotselinge schokken van de ledematen voor. Dit betreft *geen* tremors.
– Vergelijk met item 58.

52 **Is frequent, niet opzettelijk, incontinent voor urine.**
Sluit uit dat er andere oorzaken zijn voor het verschijnsel, zoals een urineweginfectie. Scoor in die gevallen het item niet als ‘aanwezig’. Ga bij vervolgmetingen na of het verschijnsel nog steeds optreedt en of er in dat geval medische controle moet blijven of niet.
– Vergelijk met items 18, 39 en 59.

53 **Is onwillig om te lopen.**

54 **Is onwillig om gewicht te dragen.**
Verzet zich tegen het dragen van zijn eigen lichaamsgewicht en wil niet alleen staan.

55 **Heeft epileptische aanvallen.**
Noteer een score op vraag A of op vraag B:
a Ontwikkelt epilepsie met bewustzijnsstoornissen. Dit betreft het beginnen van epileptische aanvallen met bewustzijnsstoornissen, bijvoorbeeld grand mal of epilepsie met vallen.
  – Noteer het type en de aanvangsdatum van de aanvallen in de kolom ‘Opmerkingen / differentiaaldiagnostiek’. Als het begin van de aanvallen jaren eerder was, schat dan het jaar van aanvang.
b Krijgt weer epileptische aanvallen na jaren aanvalsvrij te zijn geweest.
  – Noteer het jaar van de eerste aanval en de datum van de hernieuwde aanvallen in de kolom ‘Opmerkingen / differentiaaldiagnostiek’.

56 **Toont verlies van spraak, kan bij uitzondering enkele woorden gebruiken.**
Zegt wellicht nog ‘nee’ of een ander woord, maar maakt geen nieuwe zinnen meer. Personen die nooit expressieve taal hebben beheerst, begrijpen gesproken taal over wat er gaat gebeuren niet meer.

57 **Moet bij bijna alle maaltijden geholpen worden met eten.**
– Vergelijk met item 44.

58 **Toont frequente en dagelijkse schokken van de ledematen.**
Korte spiersamentrekkingen (myoclonus) in armen, benen en nek komen dagelijks voor.
– Vergelijk met item 51.

59 **Is altijd incontinent voor urine en voor faeces.**
– Vergelijk met items 18, 39 en 52.

60 **Is niet-ambulant.**
Loopt niet meer, terwijl hij hiertoe fysiek wel in staat is.

5.2 Differentiaaldiagnosevragen

Bij het classificeren van dementie is het belangrijk om een foute diagnose te vermijden. Symptomen die lijken op symptomen van dementie, maar een behandelbare oorzaak hebben, kunnen worden veroorzaakt door bijvoorbeeld hypothyreoïdie, depressie, medicijnvergiftiging of foliumzuurtekort. In deze paragraaf staan de differentiaaldiagnosevragen (DDV) die betrekking hebben op deze andere aandoeningen. De antwoorden op deze vragen helpen om inzicht te krijgen in welk aanvullend onderzoek nodig is, maar zijn geen vervanging voor bijvoorbeeld hoor- en visustesten en schildkliertesten. Informatie over de afname- en scoreprocedure van de DDV vindt u in paragraaf 4.10.

Visueel functioneren

1 Bekijkt hij dingen van dichtbij, terwijl hij dat vroeger niet deed?
2 Is hij extra voorzichtig met traplopen, terwijl dat vroeger niet het geval was?
3 Kijkt hij nog maar af en toe tv, terwijl hij dat vroeger vaak deed?
4 Denkt u dat zijn visueel functioneren aan het verslechteren is? Noteer de datum van het laatste consult met betrekking tot visueel functioneren en het resultaat daarvan.

Gehoor

1 Zegt hij 'wat?' of 'hè?' of vraagt hij om zinnen te herhalen?
2 Als u luider spreekt, lijkt het dan of hij het beter verstaat?
3 Als u spreekt met uw gezicht toegewend naar betrokkene, lijkt het dan of hij het beter verstaat?
4 Denkt u dat het gehoor aan het verslechteren is? Noteer de datum van het laatste oortoilet en de resultaten van gehooronderzoek. Zie ook Aerts-Neggers e.a., 2003.

Pijn

1 Trekt hij zich terug of trekt hij een pijnlijk gezicht als hij zich beweegt (bijvoorbeeld bij het opstaan uit een stoel)?
2 Vermijdt hij bepaalde bewegingen en/of heeft hij voorkeur voor andere bewegingen en wekt hij daarmee de indruk dat hij pijn heeft?
3 Geeft betrokkene aan dat hij pijn heeft of zich niet lekker voelt?
4 Denkt u dat betrokkene pijn heeft? Zo ja, is er onderzoek gedaan naar artritis of andere oorzaken van pijn? Noteer welke lichaamsdelen pijn doen of waarbij dat vermoeden bestaat.

Hypothyreoïdie

1 Is hij extra gevoelig voor kou, wil hij meer of dikkere kleren aan of wil hij graag daar blijven waar het warm is?
2 Heeft hij een wisselend lichaamsgewicht of is hij duidelijk aangekomen?
3 Is hij snel vermoeid, lijkt hij sloom; heeft hij meer rust nodig?
4 Wanneer was zijn laatste schildklierfunctieonderzoek? Is de TSH bepaald? Zo ja, noteer de datum, TSH-waarde en algemeen resultaat (normaal, randwaarden, enzovoort).

Depressie

1 Heeft hij een ingrijpende gebeurtenis meegemaakt, zoals het verlies van een dierbare vriend, een verhuizing of verandering van werk? Vond deze gebeurtenis plaats voorafgaand aan het teruggetrokken of minder actieve gedrag of aan andere veranderingen?
2 Heeft hij slaapproblemen of slaapt hij extreem veel? Laat hij maaltijden staan of eet hij extreem veel?
3 Is hij vroeger depressief geweest? Zo ja, wanneer? Noteer dat.
4 Denkt u dat betrokkene depressief is? Zo ja, ga dan na waarom u dat denkt. Het is raadzaam om onderzoek naar depressie te doen bij cliënten die qua karakter of activiteiten veranderd zijn.

Medicatie

1 Is de medicatie de afgelopen zes maanden gewijzigd? Noteer in dat geval de medicatiewijzigingen en het huidige medicatiegebruik. Indien het medicatiegebruik gecontroleerd wordt, noteer dan het huidige medicatiegebruik en iedere wijziging voorafgaand aan opmerkelijke veranderingen in functioneren.
Bij gebruik van anti-epileptica of orale anticonceptie: zie opmerkingen bij foliumzuurdeficiëntie.

Foliumzuurdeficiëntie

Lage waarden van het vitamine B-foliumzuur kunnen op dementie gelijkende symptomen veroorzaken. Anti-epileptica en orale anticonceptie kunnen van invloed zijn op foliumzuurwaarden. Is hiernaar onderzoek gedaan? Noteer dan de uitslagen.

CVA

Als symptomen plotseling optreden, ga dan na of er sprake is van een infarct of andere lichamelijke problemen.
1 Was het verlies van vaardigheden in het begin geleidelijk?

2 Was er een plotseling begin van het verlies aan vaardigheden, van de ene op de andere dag, zoals verwacht kan worden na een infarct of een ernstig hoofdtrauma?
3 Was er een opmerkelijke stoornis aan één kant van het lichaam?
4 Is betrokkene onderzocht op een eventueel infarct? Zo ja, noteer de datum en de algemene uitslag (bijvoorbeeld: 'Uitslag CT-scan van het hoofd normaal').

Slaap

1 Valt betrokkene overdag in slaap terwijl hij overeind zit?
2 Ademt hij overdag door de mond? Ademt hij 's nachts door de mond?
3 Als betrokkene slaapt: kucht hij, snurkt hij, ademt hij hardop, ademt hij kortdurend niet? Wordt hij vaak wakker?
4 Is hij onderzocht op obstructieve slaapapneu en centrale slaapapneu? Zo ja, noteer de uitkomsten.

5.2.1 CLUSTERS VOOR DIFFERENTIAALDIAGNOSTIEK

Gebruikers van de DSVH kunnen nagaan of zich clusters van verschijnselen voordoen om te kunnen besluiten aan welke andere oorzaken van functionele achteruitgang gedacht kan worden. Het volgende overzicht geeft items aan die kunnen samenhangen met problemen op het terrein van het gehoor, pijn, de schildklierfunctie enzovoort. Als meerdere items binnen een cluster als 'aanwezig' zijn gescoord, kan dat een indicatie zijn om de bij het cluster horende differentiaaldiagnosevragen te stellen, aanvullend onderzoek en eventuele behandeling te overwegen of om professionals op andere gebieden in te schakelen (bijvoorbeeld: audiometrie, visueel functieonderzoek, onderzoek naar schildklierfuncties en bloedwaarden).

Tabel 10 Clusters voor differentiaaldiagnostiek.

Cluster	Items
Visueel functioneren	1, 2, 8, 10, 12, 13, 15, 16, 17, 19, 21, 24, 28, 36, 37, 38, 40, 42, 46, 47, 48, 53, 54
Gehoor	7, 9, 11, 12, 15, 16, 29, 30, 31, 48
Pijn	10, 11, 12, 13, 14, 17, 19, 32, 34, 37, 38, 40, 53, 54
Hypothyreoïdie	1, 2, 7, 11, 13, 16, 17, 24
Depressie	1, 2, 7, 9, 11, 12, 13, 14, 15, 16, 19, 22, 29, 32, 34, 43, 44, 48
Medicatie	7, 11, 12, 13, 15, 16, 17, 18, 19, 37, 38, 39, 46, 49, 51, 52
Slaap	1, 3, 7, 9, 11, 12, 13, 14, 15, 16, 17, 19, 35

Literatuur

Referenties in kleur worden aanbevolen aan mensen die nader geïnformeerd willen worden over veroudering bij mensen met een verstandelijke handicap.

Aerts-Neggers, T.R.B., Schoonbrood-Lenssen, A.M.J., & Maaskant, M.A. (2003). Gehoorverlies bij mensen met een verstandelijke handicap: Resultaten van een screeningsonderzoek in drie activiteitencentra. *Nederlands Tijdschrift voor de Zorg aan verstandelijk gehandicapten*, 29(4), 238-250.

Akker, M. van den, Maaskant, M.A., & Meijden, R.J.M. van der (2006). Cardiac diseases in people with intellectual disability. *Journal of Intellectual Disability Research*, 50(7), 515-522.

Aylward, E.H., Burt, D.B., Thorpe, L.U., Lai, F., & Dalton, A.J. (1997). Diagnosis of dementia in individuals with intellectual disability. *Journal of Intellectual Disability Research*, 41(2), 152-164.

Bernard, S., Maaskant, M.A., Gevers, J.P.M., & Wierda, H. (2001). Voorspellingen ten aanzien van het aantal oudere mensen met een verstandelijke handicap in algemene woonvoorzieningen 1996-2011. *Nederlands Tijdschrift voor de Zorg aan verstandelijk gehandicapten*, 27(3), 166-177.

Bongers, M., Maaskant, M., Pilon, C., Post, T., Ruiter, M. de, & Urlings, H. (2002). *Respect voor eigenheid, over ondersteuning van oudere mensen met een verstandelijke handicap* (brochure en videofilm). Utrecht: LKNG.

Bosman, G.J., Visser, F.E., Man, A.J. de, Bartholomeus, I.G., Grip, W.J. de (1993). Erythrocyte membrane changes of individuals with Down's syndrome in various stages of Alzheimer-type dementia. *Neurobiology of Aging*, 14(3), 223-228.

Buntinx, W.H.E. (2003). Wat is een verstandelijke handicap? Definitie, assessment en ondersteuning volgens het AAMR-model. *Nederlands Tijdschrift voor de Zorg aan verstandelijk gehandicapten*, 29(1), 4-24.

Burt, D.B., Primeaux-Hart, S., Loveland, K.A., Cleveland, L.A., Lewis, K.R., Lesser, J., & Pearson, P.L. (2005). Aging in adults with intellectual disabilities. *American Journal of Menttal Retardation*, 110(4), 268-284.

Cicchetti, D.V., & Sparrow, S.S. (1981). Development of criteria for establishing the interrater reliability of specific items in a given inventory: applications to assessment of adaptive behavior. *American Journal of Mental Deficiency*, 86, 127-137.

Cohen, J.A. (1960). Coefficient for agreement for nominal scales. *Educational and psychological measurement*, 20, 37-46.

Cronbach, L.J. (1990). *Essentials of psychological testing*. New York: Harper.

Dalton, A.J., & McMurray, K. (1995). *Dalton/McMurray Visual Memory Test*. Ontario: Byte Craft.

Deb, S., & Braganza, J. (1999). Comparison of rating scales for the diagnosis of dementia in adults with Down's syndrome. *Journal of Intellectual Disability Research, 43*(5), 400-408.

Deb, S., Thomas, M., & Bright, C. (2001a). Mental disorder in adults with intellectual disability. 1: Prevalence of functional psychiatric illness among a community-based population aged between 16 and 64 years. *Journal of Intellectual Disability Research*, 45(6), 495-505.

Deb, S., Thomas, M., & Bright, C. (2001b). Mental disorder in adults with intellectual disability. 2: The rate of behaviour disorders among a community-based population aged between 16 and 64 years. *Journal of Intellectual Disability Research*, 45(6), 506-514.

Evenhuis, H., Henderson, C.M., Beange, H., Lennox, N., & Chicoine, B. (2001). Healthy ageing-Adults with intellectual disabilities: Physical health issues. *Journal of Applied Research in Intellectual Disabilities*, 14(3), 175-194.

Evenhuis, H.M. (1990). *Clinical studies of Alzheimer's dementia and hearing loss in Down's syndrome*. Amsterdam: Proefschrift Universiteit van Amsterdam.

Evenhuis, H.M. (1992). Evaluation of a screening instrument for dementia in ageing mentally retarded persons. *Journal of Intellectual Disability Research, 36*(4), 337-347.

Evenhuis, H.M. (1996). Further evaluation of the Dementia Questionnaire for Persons with Mental Retardation (DMR). *Journal of Intellectual Disability Research*, 40(4), 369-373.

Evenhuis, H.M., Kengen, M.M.F., & Eurlings, H.A.L. (1991). *Dementie Vragenlijst voor Zwakzinnigen*. Lisse: Swets & Zeitlinger.

Evenhuis, H.M., Kengen, M.M.F., & Eurlings, H.A.L. (1998). *Dementie Vragenlijst voor Verstandelijk Gehandicapten (DVZ)*. Handleiding. Lisse: Swets & Zeitlinger.

Feil, N. (2004). *Validation*. Dwingeloo: Kavanah.

Fisher, K., & Kettl, P. (2005). Aging with mental retardation: increasing population of older adults with MR require health interventions and prevention strategies. *Geriatrics*, 60(4), 26-29.

Fonds Psychische Gezondheid (2008). *Als het geheugen vervaagt*. Utrecht: Fonds Psychische Gezondheid.

Gedye A., (1995). *Dementia Scale for Down Syndrome*. Vancouver: A. Gedye.

Haveman, M.J. (2004). Disease Epidemiology and Aging People with Intellectual Disabilities. *Journal of Policy and Practice in Intellectual Disabilities*, 1(1), 16-23.

Haveman, M., Heller, T., Lee, L., Maaskant, M., Shooshtari, S., Strydom, A. Report on the State of Science on Health Risks and Ageing in People with Intellectual Disabilities. IASSID Special Interest Research Group on Ageing and Intellectual Disabilities. Opgehaald 18-3-2009 van *http://www.iassid.org/iassid/content/view/21/36/*.

Hoekman, J., & Maaskant, M.A. (2002). Comparison of instruments for the diagnosis of dementia in individuals with intellectual disability. *Journal of Intellectual and Developmental Disability*, 27(4), 296-309.

Hoekman, J., Maaskant, M.A., & Lansbergen, M. (2006). Assessing validity and reliability of the Dementia Scale for Down Syndrome. Abstract. *Journal of Applied Research in Intellectual Disabilities*, 19, 253.

Hogg, J., Lucchino, R., Wang, K., & Janicki, M. (2001). Healthy aging Adults with intellectual disabilities: Ageing and social policy. *Journal of Applied Research in Intellectual Disabilities*, 14(3), 229-255.

IDC-10 *Internationale Statistische Classificatie van Ziekten en met Gezondheid verband houdende Problemen, Tiende Revisie* (1992). Geneve: WHO. Vertaling: NRV/WCC. Bilthoven/Amsterdam, 1997.

Janicki, M.P., & Wisniewski, H.M. (eds.) (1985). *Aging and developmental disabilities: Issues and approaches*. Baltimore: Paul Brooke.

Klerk, M.M.Y. de (red.) (2001a). *Rapportage gehandicapten 2002. Maatschappelijke positie van mensen met lichamelijke beperkingen of verstandelijke handicaps.* Den Haag: Sociaal en Cultureel Planbureau.

Krinsky McHale, S.J., Devenny, D.A., Kittler, P., & Silverman, W. (2003). Implicit Memory in Aging Adults with Mental Retardation with and without Down Syndrome. *American Journal on Mental Retardation, 108*(4), 219-233.

Landis, J.R., & Koch, G.G. (1977). The measurement of observer agreement for categorical data. *Biometrics, 33*, 159-174.

Lansbergen, M. (2006). *De vergelijking tussen de DSDS en de DVZ, twee dementieschalen voor mensen met een verstandelijke handicap.* Doctoraalscriptie afdeling orthopedagogiek. Leiden: Universiteit Leiden.

Linssen T. (2000). *Meten is weten. Een onderzoek naar dementieschalen voor mensen met een verstandelijke handicap.* Doctoraalscriptie Faculteit Psychologie. Maastricht: Universiteit Maastricht.

Lowry, R. (2007). *Kappa as a Measure of Concordance in Categorical Sorting.* Opgehaald op 6-2-2007 van: http://faculty.vassar.edu/lowry/VassarStats.html.

Maas, J.M.A.G., Serail, S., & Janssen, A.J.M. (1988). *Frequentie-onderzoek geestelijk gehandicapten 1986.* Tilburg: IVA.

Maaskant, M.A. (1993). *Mental handicap and ageing.* Proefschrift RU Limburg. Dwingeloo: Kavanah.

Maaskant, M.A., & Boer, A. (2002). *Veroudering, dementie, rouw en verlies: Respectvol omgaan met mensen met een verstandelijke handicap.* Dwingeloo: Kavanah.

Maaskant, M.A., & Hoekman, J. (2000a). Comparison of dementia tests for individuals with intellectual disability. Abstract. *Journal of Intellectual Disability Research,* 44(3-4), 376.

Maaskant, M.A., & Hoekman, J. (2000b). *Dementie Schaal Down Syndroom* (vertaling van Dementia Scale for Down Syndrome - A. Gedye). Echt/Gouda: Stichting Pepijn/ Gemiva-SVG Groep.

Maaskant, M.A., & Hoekman, J. (2007). Veroudering bij mensen verstandelijke beperkingen. In: J. Hoekman, H. Jacobse, W.A.L. van Leeuwen, M.A. Maaskant & H. Mannen (red.). *Vademecum Zorg voor Verstandelijk Gehandicapten* 1900: 1-12.

Maaskant, M.A., & Hoekman, J. (1999). Lood om oud ijzer: Dementieschalen voor mensen met een verstandelijke handicap vergeleken. *Nederlands Tijdschrift voor de Zorg aan verstandelijk gehandicapten* 25(1), 3-20.

Maaskant, M.A., Gevers, J.P.M., & Wierda, H. (2002). Mortality and life expectancy in Dutch residential centres for individuals with intellectual disability, 1991-1995. *Journal of Applied Research in Intellectual Disabilities,* 15(3), 200-212.

Maaskant, M.A., Haveman, M.J., Schrojenstein Lantman-de Valk, H.M.J. van, Urlings, H.F.J., Akker, M. van den, & Kessels, A.G.H. (1995). *Veroudering bij mensen met een verstandelijke handicap. Verslag van een longitudinaal onderzoek.* Maastricht/Echt: Universiteit Maastricht/Stichting Pepijn.

Maaskant, M.A., Urlings, H.F.J., Schrojenstein Lantman-de Valk, H.M.J. van, & Grouwels, J.M.J. (2006). Verpleegproblemen bij veroudering van mensen met een verstandelijke handicap. In: T. van Achterberg, G.J.J.W. Bours & N.C.M. Strijbol (red.), *Effectief verplegen 3* (pp. 545-577). Kavanah: Dwingeloo.

McCallion, P., & McCarron, M. (2004). Ageing and intellectual disabilities: A review of recent literature. *Current Opinion in Psychiatry,* 17(5), 349-352.

Meeusen-van de Kerkhof, R., & Geus, R. (red.) (2005). *Dementie in beeld, landelijke richtlijnen met betrekking tot het vaststellen van dementie bij mensen met een verstandelijke beperking.* Utrecht: LKNG/NIZW.

Moog, U., Mierlo, I. van, Schrojenstein Lantman-de Valk, H.M.J. van, Spaapen, L., Maaskant, M.A., & Curfs, L.M.G. (2007). Is Sanfilippo type B in your mind when you see adults with mental retardation and behavioral problems? *American Journal of Medical Genetics Part C: Seminars in Medical Genetics*, 145C(3), 293-301.

Nederlandse Vereniging voor Klinische Geriatrie (2005). *Richtlijn Diagnostiek en medicamenteuze behandeling van dementie.* Alphen aan den Rijn: Van Zuiden Communications.

Nunnally, J.C., & Bernstein, I.H. (1994). *Psychometric theory.* New York: McGraw-Hill.

Patja, K., Iivanainen, M., Vesala, H., Oksanen, H., & Ruoppila, I. (2000). Life expectancy of people with intellectual disability: a 35 year follow-up study. *Journal of Intellectual Disability Research*, 44, 591-599.

Prasher, V.P. (1997). Dementia Questionnaire for Persons with Mental Retardation (DMR): Modified criteria for adults with Down's syndrome. *Journal of Applied Research in Intellectual Disabilities*, 10(1), 54-60.

Psychowijzer (2004). *Achtergronden van dementie.* Opgehaald 6-2-2008 van http://www.psychowijzer.nl/achtergronden-van-dementie.p324.html.

Roeden, J.M., & Zitman, F.G. (1994). Cognitieve, adaptieve en psychopathologische veranderingsprocessen bij oudere mensen met het syndroom van Down. *Nederlands Tijdschrift voor Zwakzinnigenzorg*, 20(1), 21-34.

Roeden, J.M., & Zitman, F.G. (1995). Ageing in adults with Down's syndrome in institutionally based and community-based residences. *Journal of Intellectual Disability Research*, 39(5), 399-407.

Roeden, J.M., Helbig, G., & Zitman, F.G. (1995). A new, DSM-IV compatible, structured interview for the diagnosis of depression in adults with Down syndrome. *European Journal on Mental Disability*, 2(97), 23-30.

Schrijnemaekers, V.J.J. (2002). *Effects of emotion-oriented care in homes for the elderly.* Maastricht: Proefschrift Universiteit Maastricht.

Schrojenstein Lantman-de Valk, H.M.J. van (1998). *Health problems in people with intellectual disability. Aspects of morbidity in residential settings and in primary health care.* Maastricht: Proefschrift Universiteit Maastricht.

Sjoukes, L. (2008). *The impact of visual impairment on adults with an intellectual disability.* Proefschrift Erasmus Universiteit Rotterdam.

Skandar, A., Schoonbrood-Lenssen, A.M.J., Akker, M. van den, & Maaskant, M.A. (2005). Verouderingskenmerken bij mensen met het syndroom van Sanfilippo. *Tijdschrift voor Artsen voor Verstandelijk Gehandicapten*, 23(4), 3-5.

Splunder, J. van (2003). *Visual impairment, prevalence and causes of visual Impairment in adults with intellectual disabilities.* Utrecht: Proefschrift Universiteit Utrecht.

Strydom, A., Shooshtari, S., Lee, L., Raykar, V., Torr, J., Tsiouris, J., Jokinen, N., Courtenay, K., Bass, N., Sinnema, M., & Maaskant, M. (2010). Dementia in older adults with intellectual disabilities - Epidemiology, presentation, and diagnosis. *Journal of Policy and Practice in Intellectual Disabilities*, 7(2), 96-100.

Thorpe, L., Davidson, P., & Janicki, M. (2001). Healthy aging-Adults with intellectual disabilities: Biobehavioural issues. *Journal of Applied Research in Intellectual Disabilities*, 14(3), 218-228.

Torr, J., & Davis, R. (2007). Ageing and mental health problems in people with intellectual disability. *Current Opinion in Psychiatry*, 20(5), 467-471.

Uijl-Blijenberg, A.H.E. (2003). *'Ik weet het niet meer...' Een onderzoek naar de Dementie Schaal voor Down Syndroom.* Doctoraalscriptie afdeling orthopedagogiek. Leiden: Universiteit Leiden.

Urlings, H.F.J. (1998). *Respectvol en methodisch begeleiden van oudere en dementerende mensen met een verstandelijke handicap.* Kerkrade: UBD.

Urlings, H.F.J., Schrojenstein Lantman-de Valk, H.M.J. van, & Maaskant, M.A. (1998). *Volgen; respectvol omgaan met dementerende mensen met een verstandelijke handicap* (brochure en videofilm). Dwingeloo, Kavanah.

Urv, T.K., Zigman, W.B., & Silverman, W. (2003). Maladaptive Behaviors Related to Adaptive Decline in Aging Adults with Mental Retardation. *American Journal on Mental Retardation*, 108(5), 327-39.

Verberne, G.J.C.M. (1998). Netol, *neuropsychologische testserie voor oudere licht verstandelijk gehandicapten*. Oostrum: Stichting Vrienden van Nieuw Spraeland.

VGN/NZi. *Landelijke registratie zorg- en dienstverlening aan mensen met een verstandelijke handicap*. (1991-1995). Utrecht: VGN.

Visser, F.E. (1996). *Down en Alzheimer in perspectief*. Utrecht: Proefschrift Universiteit Utrecht.

Visser, F.E., Aldenkamp, A.P., Huffelen, A.C. van, Kuilman, M., Overweg J. & Wijk, J. van (1997). Prospective study of the prevalence of Alzheimer's type dementia in institutionalized individuals with Down syndrome. *American Journal on Mental Retardation*, 101(4), 400-412.

Vonken, M.T.H., Maaskant, M.A., & Akker, M. van den (2006). Aandoeningen van het bewegingsapparaat bij mensen met een verstandelijke handicap. *Nederlands Tijdschrift voor de Zorg aan verstandelijk gehandicapten*, 32(2), 98-111.

Walsh, P.N. (2005). Ageing and health issues in intellectual disabilities. *Current Opinion in Psychiatry*, 18(5), 502-506.

Walsh, P.N., Heller, T., Schupf, N., & Schrojenstein Lantman-de Valk, H.M.J. van (2001). Healthy aging-Adults with intellectual disabilities: Women's health and related issues. *Journal of Applied Research in Intellectual-Disabilities*, 14(3), 195-217.

Woittiez, I., Crone, F., Jonker, J.J., Ooms, I., & Stevens, J. (2005a). *Zorg voor verstandelijk gehandicapten. Ontwikkelingen in de vraag*. SCP-publicatie 2005/9. Den Haag: Sociaal en Cultureel Planbureau.

Woittiez, I., Jonker, J.J., Ooms, I., Stevens, J., & Schoemakers-Salkinoja, I. (2005b). *Cijfermatige ontwikkelingen in de verstandelijke-gehandicaptenzorg. Een vraagmodel*. SCP-werkdocument 115. Den Haag: Sociaal en Cultureel Planbureau.

World Health Organization (2001). Healthy aging Adults with intellectual disabilities: summative report. *Journal of Applied Research in Intellectual Disabilities*, 14(3), 256-275.

Wullink, M., Schrojenstein Lantman-de Valk, H.M.J. van, Metsemakers, J.F.M., & Dinant, G.J. (2007). The prevalence of intellectual disability in the Netherlands. *Journal of Intellectual Disability Research*, 51, 511-519.

Yperen, T.A. van (1990). *Multi-axiale classificatie van specifieke ontwikkelingsstoornissen. Een studie over as II van het MAC*. Leiden: Proefschrift Universiteit Leiden.

Zigman, W.B., Schupf, N., Devenny, D.A., Miezejeski, C., Ryan, R., Urv, T.K., Schubert, R., & Silverman, W. (2004). Incidence and Prevalence of Dementia in Elderly Adults with Mental Retardation without Down Syndrome. *American Journal on Mental Retardation*, 109(2), 126-141.

Zuidema, S.U.I., Jonghe, J.F. de, Verhey, F.R., & Koopmans, R.T. (2007). Neuropsychiatric symptoms in nursing home patients: factor structure invariance of the Dutch nursing home version of the neuropsychiatric inventory in different stages of dementia. *Dementia and Geriatric Cognitive Disorders*, 24(3), 169-176.

Bijlage I: Interbeoordelaarsbetrouwbaarheid van de afzonderlijke 60 items

Interbeoordelaarsbetrouwbaarheid van de afzonderlijke 60 items.			
Item-nummer	Kappa	Kappa max.	κ%
1	.10	.92	.11
2	.78	.93	.84
3	.61	.92	.66
4	.58	.92	.63
5	.44	1.00	.44
6	.61	1.00	.61
7	.47	.60	.78
8	.80	.80	1.00
9	.32	.73	.44
10	.38	.85	.45
11	.47	.47	1.00
12	.78	.93	.84
13	.45	.86	.52
14	.57	1.00	.57
15	.31	.83	.38
16	.24	.93	.26
17	.15	.79	.19
18	.68	.94	.72
19	.30	.77	.40
20	.47	.87	.54
21	.20	.60	.33
22	.65	.83	.79
23	.76	.92	.82
24	.76	.92	.82
25	.75	.75	1.00
26	.34	.60	.56
27	.08	.87	.09
28	.89	.89	1.00
29	.27	.85	.31
30	.52	.71	.73
31	.47	.65	.73
32	.57	.86	.67
33	.38	.93	.41

Item-nummer	Kappa	Kappa max.	κ%
34	.30	.72	.42
35	.58	.79	.73
36	-		
37	.46	.92	.49
38	.32	.77	.42
39	.85	.85	1.00
40	.71	1.00	.71
41	.63	.63	1.00
42	.82	.82	1.00
43	.82	1.00	.82
44	1.00	1.00	1.00
45	.35	.78	.44
46	.89	.89	1.00
47	.76	.76	1.00
48	.63	1.00	.63
49	.47	1.00	.47
50	.35	.78	.45
51	.61	.87	.70
52	.53	1.00	.53
53	.71	1.00	.71
54	1.00	1.00	1.00
55	.71	1.00	.71
56	.78	1.00	.78
57	.71	1.00	.71
58	1.00	1.00	1.00
59	.74	.91	.81
60	.87	.87	1.00

Over de auteurs

Marian A. Maaskant, epidemioloog, is als onderzoekscoördinator verbonden aan Stichting Pergamijn te Echt en is senioronderzoeker bij de vakgroep Verpleging en Verzorging van de Universiteit Maastricht ten behoeve van het Gouverneur Kremers Centrum.

Joop Hoekman, orthopedagoog, is hoofd van het Centrum voor Kennis- en Expertiseontwikkeling van Zonnehuizen te Zeist en universitair docent bij de afdeling orthopedagogiek van de Universiteit Leiden.

GPSR Compliance
The European Union's (EU) General Product Safety Regulation (GPSR) is a set of rules that requires consumer products to be safe and our obligations to ensure this.

If you have any concerns about our products, you can contact us on

ProductSafety@springernature.com

In case Publisher is established outside the EU, the EU authorized representative is:

Springer Nature Customer Service Center GmbH
Europaplatz 3
69115 Heidelberg, Germany

www.ingramcontent.com/pod-product-compliance
Ingram Content Group UK Ltd.
Pitfield, Milton Keynes, MK11 3LW, UK
UKHW022145240625
6562UKWH00008B/578
* 9 7 8 9 0 3 1 3 8 6 3 5 2 *